Cómo Bajar de Peso sin Hacer Dietas ni Ejercicios

Cómo Bajar de Peso sin Hacer Dietas ni Ejercicios

Descubre cómo adelgazar comiendo y bajar de peso rápido y naturalmente

VÍCTOR H. LINDLAHR

© 2021 EDITORIAL IMAGEN - EDITORIALIMAGEN.COM
CÓRDOBA, ARGENTINA

Título del original en inglés: «Eat and Reduce"

Imagen de Portada: jcomp de Freepik.com

CATEGORÍA: Dieta y nutrición / Pérdida de peso

Print ISBN: 978-1-64081-102-7
E-book ISBN: 978-1-64081-103-4

Contenido

Dedicatoria

A mi padre y a todos aquellos que desafiaron el ridículo

de sus contemporáneos al intentar curar

las dolencias mediante regímenes alimentarios

y abrieron nuevos derroteros

para la ciencia de la nutrición.

Prólogo

Una de las principales preocupaciones comerciales de hoy día consiste en engañar a los obesos recomendándoles regímenes para adelgazar que no «pueden» andar bien. El objeto de este inusitado interés por los gordos es sencillamente la venta de alimentos que a pesar de toda la propaganda siguen engordando al confiado comprador.

Algunas personas afirman que no hay dieta capaz de hacerles perder peso. ¡Esto es falso! La dieta adecuada no puede fallar en ningún caso. Pero solamente el conocimiento exacto de cada clase de alimento puede lograr el milagro. Lo mejor es sin duda alguna que nosotros, los gordos, aprendamos realmente a cuidarnos.

Quizá el lector crea que el autor subestima la importancia de la alteración de los procesos químicos del organismo del obeso. Nada de eso. Por el contrario, consideramos a los hombres y a las mujeres gordas, por igual, como persona «dotadas» de las mayores complicaciones y enigmas metabólicos. Estas personas almacenan los alimentos en forma de grasa, es decir de energía, con una facilidad mucho mayor que el individuo normal o delgado. Con estos excepcionales dones fisiológicos deberían vivir más y mejor que las personas no gruesas, siempre que mantuviesen su peso dentro de límites normales.

Lo grave es que las personas gordas aprovechan de su habilidad solamente para fabricar grasa. Y, además, una «habilidad» metabólica que hay que estar vigilando continuamente llega a molestar demasiado. Por consiguiente, tendremos que convenir en que la opinión común de que la tendencia a engordar es un defecto, resulta en último extremo acertada.

¡La caloría alimentaria es un gigante! ...y no un diablillo como algunos vulgarizadores de dietas suelen creer. Hace poco un libro de regímenes escrito por un afamado médico definía la «caloría» como «la cantidad de calor requerido para elevar un gramo de agua 1 grado centígrado». Por las conclusiones del autor se veía que esta caloría era considerada como la caloría alimentaria, mientras que en realidad la definición anterior constituye la de la caloría física, conocida técnicamente como caloría-gramo.

La caloría alimentaria es la cantidad de calor necesaria para elevar 1000 gramos de agua de los 15 a los 16 grados centígrados, es decir exactamente 1000 veces mayor de lo que creen estos dietólogos.

En el interior de nuestro cuerpo, donde reina una temperatura mínima de 37°, la grasa es un líquido aceitoso. Está mantenido en su lugar por la trama delicada del tejido adiposo, que puede compararse a las celdillas de cera de un pañal; pero la grasa propiamente dicha, repetimos, es líquida. Este hecho fundamental tiene gran importancia, como veremos más adelante.

1. Compañeros en desgracia

Amigo lector; lo que aquí escribimos proviene de una persona que, como se acostumbra a decir, se halla embarcada en la misma nave; suponiendo naturalmente que sea usted también gordo. Si algunas veces le parezco un poco rudo o un poco desconsiderado con los obesos, le ruego recuerde que en ello va en cierto modo involucrado un suave autocastigo.

Encontrándome frente al mismo problema que usted, e impelido por la enorme curiosidad de aprender por qué las cosas son como son, he tenido fuertes razones personales para bailarme interesada en la gordura. Además, he nacido, por así decirlo, en un ambiente en el cual era necesario conocer algo sobre los alimentos y la manera de reducir el peso, lo cual ha sido otro estimulante para estudiar el problema de la obesidad. Finalmente, por intermedio de la radio se me presentó una magnífica oportunidad, como seguramente nunca la había tenido nadie, para estudiar a la gente gorda. Todo esto en conjunto constituye la razón principal de la existencia de este libro.

Nosotros, los gordos, formamos una clase aparte. La gente feliz que no tiene preocupaciones por su aumento de peso nunca sabrá los malos ratos de los cuales se ha evadido. Aquellos que pueden sentarse tranquilamente a la mesa y tomarse sus tres comidas por día escogiendo lo que más le agrada, sin temer que su peso aumente, tienen también naturalmente sus problemas nutritivos, pero es más que seguro que no se dan cuenta de ninguno de ellos ni les proporciona quebraderos de cabeza; por lo menos, no los trae mal esa peste de la nutrición que se llama «caloría».

Los obesos formamos una gran clase tanto en tamaño como en número. Si calculamos aproximadamente la población de los EE. UU. en la cifra de 130 millones, podemos asegurar que unos 80 millones han pasado de los 21 años. No podemos saberlo con exactitud a causa de que el porcentaje de nacimientos está bajando mientras que, al mismo tiempo, mueren menor número de niños; este hecho, junto con el aumento del término medio de vida, complica extraordinariamente las estadísticas. Tales dificultades afectan igualmente las estadísticas sobre la obesidad, puesto que es en la edad media de la vida cuando la gente engorda más fácilmente.

Muy pronto, una tercera parte de la población de los EE. UU. tendrá más de 50 años, lo cual acarreará una cantidad de problemas. Estos cambios que se están produciendo en el equilibrio de la población hacen difícil dar con un poco de certeza el número de obesos existentes, a pesar de los abundantes datos que nos proporcionan las estadísticas de seguros. Con todo, intentaremos hacernos una idea aproximada.

Si aceptamos la cifra de 80 millones de adultos, podemos admitir, con bastante precisión, unos 16 millones de obesos y unos 37 millones de excesivamente flacos.

La cifra de 37 millones que están por debajo del peso podrá sorprender, pero es esencialmente correcta.

El déficit de peso no recibe generalmente la atención que se presta a la obesidad. La mayor parte de las compañías de seguros clasifican a los obesos en tres clases: 1º, los que tienen de un 5 a un 14 % de exceso; 2º, los que tienen de 15 a 24 % y 3º, los que tienen de 25 % para arriba.

Los médicos de seguros usan una manera complicada, pero muy eficiente, para estimar el porcentaje de individuos con exceso de peso. No sacan sus conclusiones consultando simplemente las tablas de peso por edad y estatura, sino que determinan el exceso de peso comparando éste con la estatura, el ancho de hombros y el de caderas. Cuando uno desea realmente saber el exceso de peso que tiene, debe consultar a un médico que conozca el método para hallar los pesos normales. Es fácil, si se desea, obtener una idea aproximada de la normalidad o anormalidad del propio peso consultando las tablas que están al final de este libro.

El hecho de que el peso de uno esté en la clase 1, 2 o 3, es muy importante para las probabilidades de una larga vida y buena salud. Cuanto mayor sea el exceso de peso, más grande es el peligro para la salud y para la vida.

De los 16 millones de adultos que pesan de más, cerca de 11 millones corresponden a la clase 1. Su porcentaje de mortalidad es un 22 % más alto que el de los individuos normales. Más o menos unos 4 millones caen en la clase 2, con un exceso de mortalidad de 44 % y más o menos 1 millón de obesos corresponden a la clase 3. Su mortalidad se eleva a 74 % sobre la normal. Existe, más o menos, una persona por cada 100 obesos cuyo exceso de peso llega al 50 % o más.

Hay que añadir a esta lista unos 6 o 7 millones de obesos lactantes, niños y jóvenes. Todo esto en conjunto forma, pues, una cantidad impresionante.

Para todos aquellos que quieran reducir su peso, nosotros poseemos realmente algo interesante; no sólo una dieta de reducción de primera clase, sino mucho más que eso: un plan que les capacitará para mantenerse fácilmente en vigilancia, luchando cómodamente y con éxito contra el exceso de gordura.

No es ciertamente raro el obeso que finalmente se decide a pasar hambre hasta que pierde 5 kilos y después, cansado de sufrir, abandona la partida. A veces, al cabo de un mes, ha vuelto a recuperar los 5 kg, que había perdido, y entonces el gordo se pregunta: «¿Para qué esforzarme, si vuelvo a engordar en seguida?» Después, cuando ve que crece otra vez la sotabarba y que hay que practicar uno o dos agujeros más en el cinturón, desesperado vuelve otra vez a su plan de adelgazamiento, o bien a otro nuevo.

Así pasa la vida: dos pasos adelante y tres pasos atrás. Esta clase de existencia, penosa e insufrible, tiene que ser dejada de lado definitivamente.

Pero no es suficiente decir esto, sino que estoy en condiciones de prometerle a usted, amable lector, que podrá, si lo desea, vivir en adelante con la misma actitud que yo personalmente tengo con respecto a la gordura, es decir, una actitud alegre, feliz y confiada. La grasa es, precisamente, un miserable sebo, esencialmente débil y cobardemente líquido, que se mete en todos los rincones del organismo, pero que es fácilmente destruido y cuya acumulación puede evitarse.

Algunos tipos de grasa orgánica son algo más resistentes que otros; pero, incluso el más duro puede ser transformado en agua, un popo de ácido carbónico y otros productos, por el fácil sistema de poner en actividad ciertos procesos químicos del organismo.

Hace muchos años, un brillante hombre de ciencia de Múnich, Carlos Voit, demostró que los patos que comen maíz y otros cereales podían convertir el almidón de éstos en grasa de pato. Fue entonces cuando la ciencia inició la comprensión de los problemas del aumento de peso. La química alimentaria de los animales no es apenas distinta de la de los seres humanos.

Otros químicos estudiaron la composición y transformación de los azúcares de las frutas y de otros alimentos. De hecho, la mayoría de los grandes químicos del siglo pasado contribuyeron a aclarar todos los problemas referentes a la grasa, y nos demostraron hasta la evidencia que el problema de la grasa del organismo es el mismo de la química alimentaria.

En efecto, fundamentalmente, el problema de la grasa orgánica es un problema de alimentos y de hábitos de comida. Por mucho que tratemos de esquivarlo, y de engañarnos, este es un hecho que persiste reiteradamente.

Desde que existe la humanidad, ha habido hombres gordos y flacos. Las figuras dibujadas por los primitivos egipcios muestran, de cuando en cuando, algún tipo gordo.

El Talmud nos habla de un rabí tan obeso que «al abrirle el vientre sacaron de él dos canastos de grasa». La Biblia habla de Israel, «quien comía grasas y dulce hasta que se volvió pálido como la cera, y tan enormemente gordo, que producía «asco» verlo delante del Señor».

Siempre ha habido quien ha sospechado la relación existente entre el alimento y la grasa del cuerpo, pero en cambio, para la mayor parte, esta relación no existía. Es muy probable que la gorda tía de Tutankamón sostuviese que «comía como un pajarito». Nuestros antepasados no tenían ninguna culpa de estar equivocados, pues era muy difícil para ellos comprender los problemas de la obesidad. Hipócrates, el padre de la Medicina, enseñaba que no existía más que una clase de alimento para el cuerpo, un «alimento universal» extraído de cada una de las sustancias alimenticias corrientes, y que esta sustancia primaria era la que nutría el cuerpo.

Los hombres de ciencia se contentaron con esta teoría hasta hace más o menos 100 años. Entonces empezaron lentamente a cambiar de opinión. Hacia el año 1800, un hombre de ciencia llamado Einhoff alimentó a una vaca con diferentes grasas y semillas por determinados períodos de tiempo, y pudo demostrar que esos alimentos tenían valores diferentes, aunque durante algunos años este conocimiento verdaderamente fundamental se utilizó solamente en la ganadería.

Por extraño que parezca, la primera dieta de reducción de que tuvo noticia el mundo científico y médico apareció solamente en 1863 (la dieta de Banting). ¡Cuán lenta es la marcha del conocimiento! Pero es aún más extraño quizás el hecho de que los principios en que se apoya esta primera dieta de reducción, groseros y pocos eficaces, ejercen aún cierta autoridad.

El doctor William Banting, enormemente gordo, adelgazó prescindiendo en las comidas de los almidones y las grasas, de modo que vivió prácticamente de carne sola. Adelgazó efectivamente, pero a la larga se mató él mismo con esta dieta desequilibrada. A pesar de ello, se ha considerado desde entonces a Banting como una autoridad en el problema de la reducción de peso. Debemos agradecerle la iniciación del buen camino, y en cambio agradecer a nuestro ángel tutelar que el estudio moderno sobre la nutrición haya guiado nuestros pasos por caminos menos peligrosos.

Para dar al lector una idea previa de lo que va a seguir, me permitiré adelantar que nuestro sistema de limitar el peso está basado en el conocimiento de cómo se comportan los varios alimentos en el organismo. Ciertas frutas y verduras originan en el cuerpo una serie de reacciones por las cuales éste quema la grasa, literalmente. Es cierto que nosotros usamos la caloría como medida, pero el principio de nuestro método consiste no en quitar el alimento a ciegas, sino en un procedimiento que permite comer y adelgazar. El lector deberá tomar este método con el espíritu de un caballero andante que va a tener una justa con el Dragón de la Obesidad. Para mí, el luchar contra la grasa constituye un juego de ingenio, una verdadera aventura de la cual nunca me canso.

Por la noche me subo a la balanza y cuento los puntos ganados; si he mantenido mi peso en ese día, estoy contento; si me he quitado medio kilo, ¡hurra!

En cambio, he aumentado medio kilo; ¿qué pasó, pues? Por lo menos sé cómo estoy, y es fácil disolver la grasa extra por medio de la comida. Puede ser interesante, de vez en cuando, dejarse ganar por el diablo gordo y especialmente cuando el kilo de peso se ha ganado por el dulce camino de un agradable pastel. No es desagradable, en efecto, decidirse a perderlo otra vez. El dominio de la química del cuerpo humano por medio de la ingestión de ciertos alimentos es intensamente fascinador.

Los alimentos capaces de adelgazar están de nuestro lado, y los que engordan están del lado contrario. Numéricamente nuestros contrarios tienen ventaja, pero aquí reside el interés de la partida; la estrategia y la buena táctica vencen aquí, como en toda lucha.

En los EE. UU. tenemos a nuestra disposición para alimentarnos unas 250 sustancias diferentes. Además, las diversas combinaciones entre estos alimentos y las distintas maneras de prepararlos llevan el número de platos variados a unos cuantos millares.

Fundamentalmente existen unos 100 alimentos capaces de ayudarnos a destruir la grasa, y otros 50 pueden considerarse «neutrales» en la lucha. Los que restan, son importantes enemigos nuestros. Si nos dejamos tentar por éstos llegaremos a gordos, de modo que para conservarnos delgados tenemos que mantenernos fieles a nuestros partidarios y evitar a los contrarios. Conociendo bien quién es quién entre los alimentos, podemos trazar fácilmente nuestro camino entre las filas enemigas, y eludirlos con facilidad. Podemos comer, si queremos, en el más tentador de los restaurantes, y sin embargo engañar a nuestros enemigos; todo es cuestión de conocer las tendencias de los alimentos.

Podemos escoger fácilmente un entremés, una sopa, una ensalada, o un postre que no aumente nuestro peso. Si por casualidad tenemos que comer en un buen restaurante, eso nos pondrá nuevamente en apuros, pues el maître d' hotel, sus ayudantes y los camareros nos vendrán con sugestiones y atenciones que será difícil eludir. No obstante, es fácil ganarse su cooperación con decirles: «Estoy vigilando mi dieta, y quisiera una buena comida; vamos a ver lo que ustedes son capaces de hacer por mí.»

Lo difícil para la mayor parte de la gente que trata de mantenerse su peso normal, es que no sabe lo suficiente sobre las diferentes comidas para distinguir los amigos de los enemigos. Se encuentran perdidos cuando se ven ante un menú o frente a la tarea de comprar la comida para el día.

Esto es bastante desagradable, pues se sienten derrotados antes de empezar; para ellos, según parece, todas las comidas que existen, excepto cinco o seis, son comidas que engordan, y los pocos y desabridos alimentos adelgazantes que ellos conocen son, probablemente, de un gusto abominable. Practicar un régimen cuando no se conoce el valor de los alimentos, es lo mismo que jugar a los naipes si uno no sabe distinguir un as de una sota.

También sucede que muchas personas que no tienen tendencia a engordar no pueden concebir que uno pase la vida defendiéndose contra ciertos alimentos, pero en cambio nosotros los gordos sabemos bien lo que esto significa.

Si el lector tiene la paciencia de seguir adelante con este libro, podemos prometerle que podrá comer a gusto y no obstante vigilar perfectamente su tendencia a volverse gordo. Hay miles de personas que están practicándolo, y puede aumentar aún su número.

Puede suceder que la campaña que nosotros hemos llevado a cabo y la forma en que lo hemos hecho para mantenernos dentro de los límites normales de peso, no sean completamente del gusto del lector, en lo que se refiere a sus gustos individuales respecto a los diversos alimentos, pero esto no tiene verdadera importancia en la cuestión; lo realmente importante son los principios que ella contiene, en los que hemos fundado nuestra dieta. Es fácil para el lector aprender las reglas y luego jugar la partida como le guste más; puede usar los alimentos que le agraden, porque tiene amplio surtido para elegir.

Para que el lector se dé cuenta de cómo actúa este programa en la práctica, puedo relatarle mi experiencia personal. En el momento en que estoy escribiendo, mi peso es de 80 kilos, sin ropas.

Hace siete años, mi peso se hallaba alrededor de 86 y medio; me sentía muy bien y no había pensado en bajar de peso, cuando, en cierta ocasión, me fui al mar por unas largas vacaciones y, en esa época, un amigo me tomó una fotografía en traje de baño mientras yo estaba descansando en una silla en la playa y luego fue lo bastante cruel para regalarme una prueba del retrato.

No recuerdo haber experimentado mayor confusión y vergüenza que al verme en mi gordinflonería tal como me veían los demás. Furtivamente busqué una balanza; pesaba 94 kilos y yo, que sabía que estar demasiado gordo no es saludable, me sentí avergonzado. Había llegado la hora de bajar de peso y así lo hice.

Utilicé la dieta de 7 días de Lindlahr, por tres veces, bajando en cada semana 3 1/2 a 4 kilos. Desde ese año he continuado practicando los principios en que se funda el régimen y he mantenido fácil y alegremente el peso deseado; y lo mejor de todo es que cada día he tenido la satisfacción de comer a saciedad, porque yo creo que el comer bien es una de las pocas alegrías que puede darse el hombre, dentro de ciertos límites.

La mayor parte de la gente que aumenta de peso suele hacerlo después de pasados los 30 años. A cierta época, entre los 20 y los 30 años, los tejidos del organismo detienen su crecimiento y su desarrollo y, ordinariamente, el individuo practica mucha menos actividad. Este es el momento en que el individuo ha pasado definitivamente el límite en que necesitaba un aporte máximo de alimentos nutritivos.

Los jóvenes que están en pleno crecimiento necesitan, como es natural, comer más de lo que correspondería a su organismo, en cuanto a la energía y a la reposición de lo perdido se refiere, puesto que se están desarrollando. Desgraciadamente, los hábitos alimentarios adquiridos en la juventud son difíciles de abandonar, y cuando somos ya adultos acostumbramos a comer lo mismo que en la juventud; así, muchos de nosotros almacenamos el exceso de ingesta en forma de grasa.

Los gordos tenemos un problema básico que es: ¿cómo nos volvemos gordos? Tendríamos que dar un vistazo a muchos factores para poder encontrar la respuesta a esta pregunta. Por lo tanto, además de presentar al lector los hechos relativos a la dieta, será necesario discutir un poco sobre las causas de la gordura, porque entre las razones del por qué los obesos son obesos, se halla la razón −o razones− por las cuales usted, amigo lector, y yo en particular, somos gordos. O bien, si le gusta más así, el por qué tenemos esa detestable propensión a engordar.

La frase «tendencia a engordar» es la que atañe verdaderamente a la raíz misma del problema. Con todo, es una frase poco feliz, de modo que tenemos que buscar una expresión más conveniente, y para ello encontraremos una palabra sabia que nos servirá.

«*Lipos*» es la palabra griega que significa grasa, y la mayor parte de los términos técnicos de la química relativos a la grasa se forman a partir de esta palabra. La palabra «lipófilo» se define en el diccionario del modo siguiente: «...que tiene afinidad para la grasa, que absorbe grasa». Añadiendo el sufijo» ico» tenemos la palabra lipofílico, que es la que usaremos desde ahora como adjetivo y como sustantivo, lo mismo que se hace para la palabra «alcohólico».

Nosotros, pues, los gordos, somos lipofílicos. Yo soy lipofílico, y si el lector tiene tendencia a aumentar demasiado fácilmente de peso, también es un lipofílico. Hay que recordar esta palabra, porque esto es precisamente lo que somos: lipofílicos.

Y puesto que hablamos de palabras, voy a explicarles un término que yo uso muy a menudo y en un sentido irónico: el término «diablo gordo».

Eso del «diablo gordo» proviene de una cocinera que yo tenía en casa que pesaba muy bien sus 150 kilos, y a quien le gustaban mucho los alimentos grasos, costumbre que no pudimos sacarle a pesar de las muchas advertencias que le hicimos, y que cuando nos veía comer ensalada se burlaba de nosotros diciendo: «Comida para conejos», o bien «Comida para caballos». En cambio, cuando nos traía la mantequilla para nuestras tostadas, solía decir con una amplia sonrisa: «Eso es el diablo gordo, pero ¡qué bueno!» De ella, pues, me vino la costumbre de hablar siempre del «diablo gordo».

2. El "diablo gordo" tiene aliados

El Destino está en contra de nosotros, los gordos; si hay camino difícil, duro, descorazonados es seguramente el camino recto y angosto para llegar a la delgadez o por lo menos a un peso normal. Contra nosotros, según parece, están todas las costumbres arraigadas dentro de la sociedad; hasta los «negocios» están contra nosotros.

Cada año se gastan docenas de millones de dólares en hacernos comer lo que no debiéramos, aunque hay que reconocer que este sistema demuestra gran miopía. Los dirigentes de firmas comerciales, fabricantes y vendedores, que se pasan la noche en vela preparando campañas y gastando dinero para lograr que la gente obesa consuma sus productos, ganarían probablemente mucho más dinero si nos dejaran tranquilos.

La gente obesa muere demasiado joven, y si a nuestros 16 millones de obesos se les acorta la vida solamente en 5 años cada uno, ello significa que esas mismas casas anunciadoras hacen un mal negocio con excitarnos a comer demasiado. Hagamos un cálculo rápido: 16 millones multiplicados por 5 años, representan 80 millones de años de vida humana.

Cada una de esas personas comería tres veces por día durante los 365 días de cada uno de aquellos 80 millones de años de vida humana. Igualmente, durante ellos se pagaría el alquiler, se comprarían ropas, se gastaría dinero, en fin, y la suma conjunta de todo esto llegaría a una cifra tan fantástica que se necesitaría un Einstein para calcularla. Y hay que tener en cuenta que somos muy discretos al considerar sólo cinco años más de vida para cada individuo obeso que adelgazara.

Los datos estadísticos son los siguientes: para cada medio kilo de exceso de peso pasada la edad de 35 años, la probabilidad de vida decrece en 1 %. Para ilustrar esto tomemos como ejemplo una señora de 35 años, cuyo peso normal es de 61 kilos, y que tiene, según las tablas, una probabilidad de vida de 28 años. Si ella permite que su peso suba a 84 kilos, esto es, 23 kilos más sobre su peso óptimo, su probabilidad de vida se habrá reducido a 14 años. Esto no es una teoría, sino que proviene de cuidadosas estadísticas de seguros, perfectamente estudiadas. Podemos concluir, pues, que tentar a los gordos a continuar siendo gordos es un mal negocio.

Las empresas que toman a su servicio hombres de ciencia bien conocidos, grandes Universidades o periódicos médicos reputados (todo esto existe) para «probar» que el pan, los fideos, los cereales, etc., no engordan, no sólo están «estirando» la verdad hasta su punto de ruptura, sino que están igualmente engañándose a sí mismos.

Si se deja tranquilos a los lipofílicos, aun aquellos que vigilan sus calorías ¡comerán seguramente mucha más cantidad de estos alimentos perniciosos que si durante todo este tiempo se hallasen en el otro mundo! Hasta las personas gordas que se preocupan, con cuidado, de adelgazar, llegan a relajar de cuando en cuando su vigilancia, y comen un poco de los alimentos que sería mejor que no comieran.

Finalmente, tarde o temprano, el que quiere adelgazar llega a un peso satisfactorio, y entonces puede comer bastante más de los alimentos que engordan. Estas son verdades simples y lógicas, pero no hay esperanza, estoy seguro, de que podamos convencer a los augustos Directorios, a quienes los sobrecoge el pánico cada vez que se menciona el hecho de que el producto que ellos fabrican engorda.

Además, muchos gordos no son tan crédulos como se presume, y se dan cuenta de que se les engaña cuando se les da una dieta de reducción que incluye tres panecillos por cada comida.

Pero no es el anuncio y la propaganda de los alimentos que engordan lo más importante en cuanto temible para el hombre obeso: hay otros procedimientos mucho más peligrosos.

Los restaurantes, por ejemplo, no es fácil que se apliquen a rehacer sus menús y reformar sus estilos de comida para darnos gusto a los gordos; no sería un buen negocio. De ningún modo podemos culparlos por ello. La gran masa de las personas que comen en restaurantes desea alimentos de la clase que engordan, y que la cocina se haga con un generoso aditamento de grasas, aceites y mantequilla, de modo que ¿qué vamos a hacer nosotros, que somos una pequeña minoría?

Lo mismo pasa en las casas de familia donde nos invitan a comer; dos de los invitados son, por ejemplo, gordos, y dos no lo son, y como la familia del ama de casa decididamente no lo es, representa para ella un verdadero trastorno el planear un menú a propósito para adelgazar. Esto es muy natural: la mayoría predomina.

Verdaderamente, parece como si los menús de los banquetes, los picnics y toda clase de comidas en grupo fueran planeados teniendo presente a las personas que no son lipofílicas. Pero sea como fuere, los gordos no podemos comer solos; la mitad del encanto que tiene una comida es la de darnos un motivo de estar reunidos con nuestros amigos.

Una vez, Lord Bollingbroke quería invitar a una comida al Deán Swift, y para tentarlo le mostró un incitante menú. El Deán Swift contestó: «¡No me importa un ardite su menú, muéstreme usted la lista de los invitados!» Y tenía razón.

No son sólo las conveniencias sociales lo que está en contra de nosotros, sino también el Abuelo Tiempo. Los jóvenes son capaces de comer mucho más, sin aumentar de peso, que los que tenemos más edad, pues ellos están creciendo y algo del alimento que ingieren se emplea en su desarrollo. Además, tienen una mayor actividad física en virtud de sus inclinaciones y de las oportunidades de la juventud.

Pero lo más importante es el grado de actividad de su metabolismo. Esto es una cosa de vital importancia, que hay que recordar. El lector tiene que forzarse en entender bien esto del «grado de actividad del metabolismo», si quiere aprehender completamente el fenómeno de la gordura. En primer lugar, definiremos lo que se llama metabolismo. «Metabolismo» es el término que usamos para incluir en una sola palabra los múltiples procesos químicos que tienen lugar dentro del organismo y que determinan el crecimiento y el reemplazo de los tejidos del cuerpo, la producción del calor orgánico y la energía necesaria para la actividad muscular, y para todas las demás funciones vitales.

En cierto sentido, púes, lo que la gente llama simplemente procesos vitales del cuerpo, los científicos lo llaman el metabolismo. Se comprende perfectamente que el metabolismo de una persona pueda ser más o menos activo que el de otra. El metabolismo tiene, pues, un determinado grado de actividad. Esta actividad puede ser normal, lenta o rápida. Del mismo modo que se puede juzgar la cantidad de vapor que produce un buque por la cantidad de humo que sale de la chimenea, igualmente los científicos tienen un sistema para determinar la actividad del metabolismo humano.

La cantidad de ácido carbónico que se expele con la respiración es paralela a la producción de calor en el organismo. Se ha ideado un aparato para medir con exactitud estas cantidades; por consiguiente, teniendo en cuenta la talla de la persona y la extensión aproximada de la superficie cutánea, y relacionando estas medidas con la producción de ácido carbónico, se puede calcular exactamente la producción de calor interno del individuo y, con esto, con toda seguridad, el grado de actividad de su metabolismo personal.

El metabolismo del cuerpo, cuando la persona está en reposo físico y mental absoluto, se llama metabolismo basal. En realidad, el metabolismo basal debería determinarse cuando la persona se halla en un sueño tranquilo y profundo, pero esto no es fácil, de manera que los médicos admiten como metabolismo basal de la persona el del individuo en reposo, aunque despierto.

La prueba del metabolismo se hace ordinariamente doce horas después de haber ingerido una comida ligera y en una pieza mantenida a 20° centígrados. En estas condiciones viene a ser un 10 % más alto que en un sueño tranquilo.

La determinación del metabolismo basal le sirve al médico para asegurar cierto número de diagnósticos.

Aproximadamente, la producción de calor de un adulto medio es de una caloría por hora por cada kilo de peso del cuerpo. Así, pues, si en la prueba del metabolismo un hombre que pesa 50 kilos produce más o menos 50 calorías de calor orgánico por hora, se considera normal.

Otro individuo de la misma talla y peso que produce en cambio 55 calorías por hora, se considera que tiene un metabolismo demasiado alto (10 % de más). Otro individuo que produce solamente 45 calorías por hora, se dice que tiene el metabolismo bajo o lento (10 % menos).

Piense por un momento en el fuego. Químicamente el fuego es una forma violenta de combustión. Existe, además, una forma suave de combustión que se llama oxidación. Es precisamente mediante la oxidación que se produce el calor orgánico, es decir el calor vital, o, mejor dicho, la temperatura de 37° centígrados que el cuerpo tiene cuando está en buena salud.

El lector sabe perfectamente lo rápido y brillantemente que quema un hogar cuando está sometido a una corriente de aire; en cierto sentido, el grado de actividad del metabolismo basal es la corriente en la cual el fuego del cuerpo quema, o sea en que tiene lugar la oxidación. Del mismo modo que un hogar puede tener una corriente de aire variada, también los seres humanos poseen distintos metabolismos basales, algunos muy eficientes y otros no tan buenos.

El metabolismo basal de cada persona mantiene una relación estrecha con la cuestión del alimento y de la acumulación de grasa en el cuerpo. Fundamentalmente, la grasa del cuerpo es alimento que no se ha convertido en calor, en energía. Uno de los más grandes químicos de todos los tiempos, Antoine Laurent Lavoisier, fue el genio que nos dio la primera explicación del hecho de que el alimento produce calor en el cuerpo. Si la Revolución francesa no hubiera segado su cabeza un día de noviembre de 1792, quizá la ciencia se habría ahorrado un centenar de años de tanteos; pero, aunque Lavoisier fue guillotinado, tenemos que recordar por lo menos uno de sus muchos descubrimientos científicos, esto es, que el calor del cuerpo deriva de los alimentos que ingerimos.

Ahora bien, si el alimento es el combustible que produce el calor en el cuerpo humano, y el metabolismo es el medio que convierte el alimento en calor, debe existir por fuerza una relación estricta entre la actividad del metabolismo y la acumulación de grasa: existe efectivamente.

El metabolismo cuando es normal nos ayuda mucho a mantenernos en un peso más o menos correcto; en cambio, si el metabolismo es lento, hace que tendamos a engordar, y un metabolismo elevado o rápido es muy a propósito para mantenerse delgado.

Los estudios de la cuestión de la obesidad se encuentran confundidos por el hecho de que los obesos tienen a menudo un metabolismo basal normal o hasta elevado.

Para mí, esto no es muy extraño, ya que la medida del metabolismo basal no representa la del metabolismo total. Puede muy bien ser que un componente del metabolismo total, como por ejemplo el metabolismo de las grasas, funcione anormalmente, sin que afecte en mayor grado el conjunto, del mismo modo que la perversión del metabolismo de los azúcares en la diabetes no se refleja en el metabolismo basal.

Por término medio las mujeres tienen una actividad metabólica más baja que los hombres de la misma edad; también los orientales y los negros tienen un metabolismo más bajo, lo cual explica que, cuando engordan, generalmente son más obesos que los blancos. Los atletas y la gente que trabaja en tareas rudas tienen ordinariamente un metabolismo basal más alto que la gente que lleva una vida sedentaria.

Sin embargo, por más alto que sea nuestro metabolismo basal al principio de nuestra vida, se va haciendo menos y menos rápido a medida que envejecemos. En la infancia es más alto que en la adolescencia, y en el hombre adulto más bajo que en la juventud. Con cada nueva década de la vida el metabolismo es más bajo; esto significa para nosotros que aumentará la tendencia a acumular grasa.

Así, pues, cuando nos hacemos viejos tenemos más dificultades para mantenernos en nuestro peso normal. La cuarentena convierte en lipofílicos a muchos que no lo eran: por eso hay que admitir que el Abuelo Tiempo está también contra nosotros.

Tenemos, pues, un número grande de enemigos contra los que habremos de luchar si no queremos rendirnos a la gordura. Las perspectivas parecen bastante descorazonadoras, pero no hay que amilanarse, pues tenemos los medios de vencer a todos nuestros contrarios.

3. Un poco de historia

Hace 30 años parecía que quedaba bien en cierto modo ser gordo; actualmente las cosas han cambiado. Aunque muchos lipofílicos no tienen cuidado y siguen engordando, la proporción era mucho mayor en 1900. Fue, sobre todo, un grupo de valientes mujeres, el que llevó adelante la campaña para lograr que un gran contingente de norteamericanos demasiado gordos se resolviese a perder peso hasta colocarse dentro de los límites normales. Dios se lo pagó. La tradicional flacura del Tío Sam se había perdido gradualmente: en aquella época casi se parecía más al tradicional John Bull, y podríamos decir lo mismo de la Sra. Sam. Ambos habían sido colocados sobre el pedestal de la autosatisfacción y habían engordado como patos.

Esto se debió, quizás, a que habíamos conquistado un país virgen, y de colonizadores duros y musculosos nos habíamos convertido en apacibles comerciantes, abogados, médicos y banqueros. Recordaríamos probablemente la tradición inglesa de que la obesidad significa prosperidad. Aquellos eran los tiempos de comer mucho y bien. Aquí tenemos, por ejemplo, un menú de un día del mes de agosto, es decir, en pleno verano, tomado de un libro corriente de cocina de la época:

Desayuno – Duraznos y crema. Huevos fritos con tocino. Una costeleta de cordero. Papas fritas. Bizcochos.

Almuerzo – (Tradicionalmente sobrio en EE. UU.) Sándwiches surtidos. Un bife con repollo. Papas hervidas. Pastel.

Cena – Rabanitos y maní. Sopa de arvejas. Filete de bacalao. Croquetas de papas. Bife de cordero. Menudos de pollo saltados. Arvejas en salsa blanca. Ensalada de berros y pastel de tapioca.

¡Qué comida para un día de verano! Imagínense a mi padre con su chapa nueva en la puerta de su casa de Chicago, Avenida Sur Michigan N° 232, disponiéndose a convencer a la amable gente sobrealimentada de la ciudad, de que comieran espinacas, ensaladas y verduras.

Me acuerdo del gordo Caruso de aquellos días cantando arias románticas, y de una voluminosa Isadora Duncan bailando danzas estéticas. Me parece recordar que Teddy Roosevelt no era un peso liviano precisamente, y su gabinete, desde William Howard Taft para abajo, hacía honor al tipo nacional de prosperidad.

Muy demostrativo del gusto de aquellos tiempos era el aspecto de las bailarinas de las revistas musicales. Para no exagerar, diremos que eran pesadas, y todavía recordamos un espectáculo cuyas muchachas brindaban a nuestra admiración un término medio de 85 kilos. La redondez era el atractivo de entonces.

El exceso de peso no se encontraba limitado a los adultos. Incluso los chicos eran todos gordos de nacimiento, y las señoras del círculo de amistades de mi madre acostumbraban a mirar con cierto desprecio a las madres cuyos hijos pesaban menos de 4 kilos y medio al nacer. Una modesta señora de nuestra vecindad logró la «performance» de dar nacimiento a un chico de 7 kilos, y en vista de eso la hicieron presidenta del círculo de señoras del barrio.

Mi madre fue siempre más bien flaca. Una vez, se hizo un vestido directorio, pero las miradas de sorpresa de sus ampliamente acolchonadas amigas, pronto la descorazonaron. Ordinariamente, por lo que recuerdo, mi madre estaba siempre preocupada con misteriosos volantes, arrugados, plisados, mangas abolladas, etc., tratando ingeniosamente de aparecer más gorda de lo que era. Los modistos trataban de vez en cuando de poner un poco en ridículo la obesidad, pero no tenían en general mucho éxito.

De pronto empezaron a modificarse las cosas. Se necesitaría un historiador mucho más perspicaz que yo, para hacer la crónica y dar la debida importancia a los diversos sucesos que tendieron a producir un cambio radical de la actitud nacional frente a la gordura; seguramente contribuyeron a este cambio docenas de factores.

Los expertos de la moda levantaban seriamente sus voces en contra de la obesidad; las mujeres empezaron a cortarse el pelo, y encontraron que eso las hacía parecer mucho más jóvenes. Comenzaron a darse cuenta también de que la delgadez les daba una apariencia de mayor juventud.

La guerra de 1914 puso a la gordura en desbandada; las muchachas reemplazaron a los hombres en la industria y conducían ambulancias en Francia; en cambio, las mujeres gordas no podían introducirse fácilmente en los elegantes uniformes de la época ni parecer atractivas (ni eficientes) en las filas del ejército o en las fábricas. Aun otras fuerzas mayores actuaban en la misma dirección. Las mujeres luchaban por obtener los mismos derechos de los hombres, no sólo en cuanto al voto, sino en el derecho de trabajar y divertirse al lado del sexo fuerte. Estaban determinadas a gozar con el deporte y otros privilegios por el estilo. Quizás el desprenderse de inmensas matas de cabellos y de los correspondientes kilos de grasa, vino a constituir una expresión más de la pasión l por la libertad y una especie de «New Deal» para la humanidad femenina.

En aquellos años decisivos un número impresionante de mujeres estaban ya abandonando la cocina y el hogar; no estaban dispuestas a seguir recibiendo visitas en la sala y a seguir engordando.

Una vez que merced a estas medidas un pequeño número de la comunidad femenina se hubo vuelto delgada, elegante y atractiva, siguieron todas las otras mujeres en tropel. fue quizá Irene Castle, con su finura y elegancia y su cabello ondulado, la que llevó la campaña a su límite máximo. También los nuevos y movidos bailes que introdujo constituyeron una nueva condenación de la obesidad.

El severo ritmo del vals se esfumó frente a las danzas más ágiles que aparecieron, entre ellas el tango. Empezó a bailarse en los restaurantes, y las señoras que querían darse ese placer tenían que entrenarse y disminuir su circunferencia; de esta manera una gran cantidad de factores llevó a la incesante, persistente y devoradora tendencia a la delgadez, que fue ganando lugar hasta hacerse francamente exagerada. En verdad, la ola fue demasiado lejos.

Con la generación siguiente de muchachas (las extraordinarias «flappers») que hicieron todo lo posible por abolir las redondeces naturales y trataron desesperadamente de imitar la forma de un pasamano, la situación se puso fea. Es posible que fuera Mae West la que ayudó algo a dar la vuelta a esa ola psicológica o, por lo menos, su aparición demostró que desde hacía mucho tiempo los ojos de millares de personas del sexo feo estaban hartos de ver estrellas de cine desprovistas en absoluto de la más leve insinuación de feminidad.

Actualmente parece que nos dirigimos hacia otra apariencia en el tipo nacional de la figura femenina, y no es aventurado presumir que sea ésta, precisamente, la justa.

Estábamos hablando de la primera amplia reacción contra la obesidad de la época victoriana. Sería muy interesante conocer exactamente cómo se produjo este fenómeno, pero es probable que las sugestiones que hemos adelantado no se hallen muy lejos de la verdad; el hecho es que vino finalmente una tendencia nacional hacia la delgadez.

Desde el principio, esta espléndida reforma fue atacada injustamente y en los libelos se la llamó «manía de la flacura». ¡Cómo me disgusta esta frase! Es despreciativa de un esfuerzo digno, e insultante contra las laudables aspiraciones de una gente buena y sensible.

«Manía» es una palabra fea; lleva en sí cierto sabor de irracionalidad, de tontería, de imbecilidad o de cualquier cosa por el estilo. La afición a reducir el peso que prendió hace unos veinte años en la gran masa de ciudadanos norteamericanos demasiado gordos, fue uno de los cambios más saludables que hayan nunca aparecido en nuestra nación. Sea lo que fuere lo que la inició, tanto si se trata de factores triviales y frívolos como de una profunda necesidad biológica de autoconservación (como yo estoy inclinado a creer), el movimiento fue altamente útil.

Tiemblo sólo al pensar lo que nos hubiera sucedido a nosotros los lipofílicos actuales si hubiéramos sido tan complacientes con nuestra gordura como nuestros padres de la época del 900. Probablemente, la mayoría habríamos llegado a los 100 kilos y nos habríamos mantenido en ellos, si no se hubiera producido el cambio de nuestra mentalidad. Durante los últimos treinta años, los acontecimientos, las invenciones y el progreso general de la civilización han estado conspirando para hacernos materialmente imposible, a los que tenemos tendencia a la gordura, escapar del camino fácil de fe obesidad El carnicero, el panadero, el repostero, nos tientan hoy como nunca tentaron a nuestros padres y abuelos. Las facilidades de transporte, la refrigeración y las buenas y malas artes del mercantilismo, incluyendo la propaganda, son como una gran catapulta cargada de alimentos de engorde dirigidos hacia nuestras bocas.

Los automóviles, las máquinas, los ascensores están haciendo todo lo posible por abolir la necesidad de toda actividad física que pueda quemar algo de grasa. Tenemos menos horas de trabajo, más tiempo para divertirnos, y todo esto de ningún modo nos ayuda a mantenernos delgados; así, pues, todos los factores que conducen a la gordura han ido aumentando y no es nada probable que tiendan a disminuir.

Hoy en día los americanos comemos tres veces más alimentos grasos por persona en un año de lo que comían nuestros antepasados hace cincuenta años; ocho veces más cantidad de azúcar por persona y por año de lo que comían hace 100 años. Debemos, pues, determinarnos a resistir enérgicamente contra la corriente.

Celebramos la aparición del movimiento a favor de las formas elegantes. La providencia es quien probablemente nos lo ha traído, aun con su apariencia de superficial frivolidad.

Hasta ahora no hemos hecho sino hablar de algunas generalidades, y aunque importantes, el lector debe sospechar que para combatir con inteligencia la propensión a la gordura es necesario tener en cuenta el problema de la obesidad en su conjunto. Vencerla, no es sólo una cuestión de dietética; hay que considerar también los factores de ambiente y los sociales. En realidad, los problemas psicológicos son en este caso tan importantes como los dietéticos. El adagio de que «el mayor enemigo del hombre es el hombre mismo» resulta verdadero, tanto en la guerra contra la gordura como en otras circunstancias de la vida. Hay que tener en cuenta, pues, la mentalidad, el carácter y la ecuación personal del obeso y ajustarlos a los principios inteligentes que son necesarios en la lucha contra la obesidad.

Pondremos algunos ejemplos detallados de algunos tipos de personas gordas, y con ello aprenderemos seguramente algo.

4. Las damas del sándwich

Uno de los primeros días de la primavera del año 1935, estaba yo tomando un refrigerio en el bar de una gran tienda cerca de mi oficina; tenía una silla vacía a mi izquierda y dos a mi derecha.

Estaba recreándome con una deliciosa ensalada, cuando se presentaron tres señoras que casi llenaron el bar, y se puede hablar así porque entre las tres totalizaban probablemente más de 300 kg. Dos de ellas se sentaron a mi derecha, en las dos sillas vacantes, y la tercera intentó maniobrar rumbo al asiento vacío de mi lado izquierdo.

Como cada una de ellas sobrepasaba abundantemente el asiento que le estaba destinado, se imponía necesariamente algo de discreción, y dejando mi silla se la ofrecí a la señora de mi izquierda, la cual la aceptó graciosamente; de inmediato empezó la siguiente escena cómico-dramática.

Naturalmente yo lo oí todo, porque un bar no es una torre de marfil en la cual uno pueda aislarse fácilmente.

La primera señora le dijo al mozo: «Sírvame Ud. un sándwich de pan blanco con salchicha de hígado y pickles (encurtidos), sin lechuga, ¡pero no me ponga mantequilla! Deme también un vaso de soda con hielo ¡y no se olvide que no quiero mantequilla!

La segunda señora, después de oír a la primera, dijo: «¡Esto me parece una buena idea, deme lo mismo a mí!

Entretanto, miraban risueñamente a su amiga, que estaba estudiando el menú con cierta perplejidad. Finalmente, la dama número tres levantó los ojos con un suspiro y dijo: «Yo quisiera unos langostinos con mayonesa, pero nunca como langostinos fuera de casa; ¿ustedes comen salchicha? Bueno, mozo, yo voy a pedir lo mismo, con los pickles y la mayonesa, pero nada de mantequilla.»

Mientras esperaban que les trajeran lo que habían encargado, empezaron a conversar respecto a su amiga Sara. Por lo que pude oír, Sara había estado con ellas en la clase de tejido que se daba en el piso de más arriba, pero no pudo acompañarlas en la comida, porque sus rodillas le dolían enormemente. De modo que se quedó para descansar un poco y luego se iría para su casa.

La primera señora del sándwich con salchicha llevaba el peso de la conversación. «¡Pobrecita, Sara...! Su reumatismo es verdaderamente incómodo... pero en realidad Sara debiera adelgazar un poco... Probablemente, la pobre ha aumentado unos cuarenta kilos desde que se mudó a Brooklyn. Y hay que ver que antes tenía una linda figura»...– Y así siguieron charlando sobre el mismo tema.

La señora de la salchicha con mayonesa aportó nuevos detalles: «Yo creo que Sara va a morir de un ataque al corazón. Sam la deja sola todo el día; siempre tiene una excusa u otra para estar fuera de casa: conferencias, negocios; nunca la lleva a ninguna parte.»

En seguida empezaron a chismorrear a costa del marido de Sara y en cuanto llegó el mozo y estuvieron a la vista los espléndidos sándwiches, la primera reina de las salchichas concluyó con melancolía que «Sam era un muchacho tan lindo y agradable cuando él y Sara llegaron por vez primera a Brooklyn...»

Sin necesidad de ponerse de acuerdo, en cuanto tuvieron los sándwiches a su alcance se hizo el silencio y se aplicaron a ellos con toda dedicación. Sin embargo, yo me quedé un rato más porque me interesaba saber cómo acabaría la cuestión. Después de todo, ninguna de las damas pesaba menos de 105 kilos y ninguna de ellas medía más de 1,60 m., de modo que aquí se me presentaba una magnífica ocasión para observar la conducta de la gente gorda.

Pronto se terminaron los sándwiches de salchicha sin mantequilla, y llegó el momento de los postres. Entonces la primera dama se dirigió a la segunda diciendo: «Y ahora, amiga mía, le voy a dar a usted un ataque de celos. Voy a comer pastel de chocolate.»

La señora de la salchicha número dos, con una mirada acusadora, respondió:

–»¿No la va a acusar a usted su conciencia por lo que está haciendo?»

–»De ningún modo,» –respondió–»¡me gusta tanto!»

La dama número tres, levantando los ojos de su plato, dijo a la número dos: «Ella hace bien, ¡come lo que le gusta!»

El mozo había puesto, mientras tanto, muy hábilmente, una invitadora porción de torta de chocolate ante la satisfecha mirada de la dama número uno, quien, con el gesto codicioso del gato que mira a un ratón, se dirigió a la señora de la salchicha número dos, y con una mirada incitadora, le dijo: «¿Y usted, señora?» La dama número dos pasó por momentos de agonía, y con una mirada desesperada a la torta de chocolate, dijo, sintiéndose completamente vencida: «Voy a servirme también un poco de chocolate.»

Fue un momento sensacional, cuando el empleado, después de una rápida inspección a la vitrina de las tortas, dijo: «Perdón, señora, se ha concluido el pastel de chocolate. Pero —añadió suave e insidiosamente— tenemos aún torta de limón y torta de frambuesa.» Viendo la cara de la dama número dos, habríais podido jurar que aquel hombre le había salvado la vida.

No perdió un momento. «Tráigame entonces la torta de limón y un café, por favor.»

La primera señora, dijo entonces: —»Ah, también un poco de café para mí.» Después, con una media sonrisa de importancia, que iluminaba su faz, dijo dirigiéndose a las otras dos: «Yo no tomo azúcar.» La torta de limón fue servida en todo su esplendor. La primera señora ya había tomado un confortable bocado de la torta de chocolate. La torta de limón estaba preparada para recibir el ataque, cuando la tercera señora, absolutamente aniquilada, se rindió, murmurando: «También yo tomaré un poco de torta de limón.»

Y bien, con esto se concluye el capítulo en lo que a mí se refiere. Apostaría cualquier cosa a que cualquiera de estas tres señoras es precisamente el tipo de las que os dice en cuanto la veis: «¡No sé lo que me pasa, todo lo que como se me vuelve grasa!»

Mis pensamientos volaron, entonces, hacia la pobre Sara, la desconocida. En alguna parte de la enorme tienda, Sara se hallaba sentada sufriendo y quejándose y descansando las rodillas que le dolían. Los fragmentos del chismorreo que había oído yo sobre ella explicaban claramente su historia. Ahí estaba ella sentada, infeliz y sola, preocupándose seguramente del dolor de sus rodillas, sus rodillas que habían sido proyectadas por la naturaleza para llevar un peso moderado, pero no para soportar un exceso de más de 40 kg. desde que Sara se había cambiado a Brooklyn.

A su marido, el agradable y simpático compañero (cuando llegaron a Brooklyn), podemos figurárnoslo también fácilmente. Con toda seguridad, es un hombre más bien pequeño; indudablemente, cuando se sintió atraído por Sara y se casó con ella, ésta debía ser más o menos de su tamaño, quizá aún menor.

Era una muchacha de linda figura, una de aquellas que sus amigas aún recuerdan con envidia. Podemos presumir que pesaba entonces unos 50 kg.; era la muchacha que a Sam le gustaba llevar al cine, a una exposición, a un baile; una muchacha a quien quería lo bastante para casarse con ella; en fin, la joven que había elegido para compañera de su vida.

Cuando se cambiaron a Brooklyn, según parece, Sara empezó su camino hacia la esfericidad, terminando con la ganancia de unos 40 kilos.

Ciertamente, Sara es ahora una muchacha algo distinta de la que se había casado con Sam. La muchacha que él llevó al altar tenía sólo una barbilla, pero la señora que ahora lo acompaña por las calles de Brooklyn, tiene tres.

No es que yo quiera defender a los hombres que abandonan a sus esposas, pero estoy convencido de que el pobre Sam no se merece los reproches que se llevó de las damas de las salchichas. La muchacha con quien se había casado había ido desapareciendo gradualmente bajo las ondulantes olas de grasa. Por cierto, que no hay hombre que encuentre mucho gusto en caminar por la calle con una mujer que tiene dos veces su tamaño, aunque ésta sea su esposa. Quizá, si hemos de ser justos, la culpa de su situación matrimonial la tenía más bien Sara, que pensó tan poco en su esposo, y tanto en su comida, que llegó a convertirse en una bamboleante montaña de carne.

Podríamos llamar a esta escena la aventura de las señoras de las salchichas. Ella nos pone cara a cara con el problema más difícil de la reducción de peso, esto es, el problema de la naturaleza humana. No se impaciente el lector: no vamos a echar pestes, como se ha hecho tantas veces, acusando a la naturaleza humana. Demasiado se ha hecho ya y, generalmente, sin ningún resultado práctico. En realidad, a veces, la persona que más protesta contra la naturaleza humana es el ejemplo más flagrante de su perversidad, perplejidades y debilidades. Sin embargo, tampoco podríamos seguir adelante si no reflexionáramos un momento sobre la humana naturaleza.

Este es un buen momento (tan bueno como otro cualquiera) para declarar francamente que hablo muy en serio cuando deseo persuadir a ustedes de que es necesario reducir el peso.

Puede ser que mi prédica sobre la importancia de la salud y de la enfermedad sea un poco enfadosa. Yo fui criado en el sanatorio de mi padre, y viví entre sus cuatro paredes hasta la época de terminar mis estudios; me encontraba perfectamente bien, era joven y feliz, y sin embargo constantemente tenía que convivir con gente enferma, ya personas jóvenes, ya viejas.

Del mismo modo que un chico de arrabal está íntimamente en contacto con la tristeza y la miseria, yo tuve una visión directa de la malignidad de las enfermedades y de lo fácil que es morir prematuramente, de modo que crecí en un verdadero horror por la enfermedad, y, quizá, con una obsesión verdaderamente fanática por la salud.

Para mí, no hay empresa más importante en la vida que planear, trabajar y aspirar a vivir por muchos años, y sobre todo aspirar a vivir libre de la tiranía de las enfermedades. Considero el valor de la salud muy superior al del éxito financiero, social e incluso de la libertad política. Después de todo, no hay dictadura tan temible, pobreza tan cruel, ni fracaso tan desgraciado como el que se encuentra en esta palabra: enfermedad.

Quizá este punto de vista ha sido expresado ingenuamente mucho mejor por el humorista Edwynn al decir: «¿De qué le sirve a un hombre ganar el mundo entero, y convertirse en el tipo más rico del cementerio?» El día que nosotros seamos más prudentes y razonables nos esforzaremos por vivir saludablemente, y gastaremos seguramente más energía en ello que todo el ardor que en la actualidad ponemos tratando de convertirnos en Rockefellers.

La Lúgubre Guadañadora tiene millares de armas además de la guadaña con la que la vemos representada usualmente en las estampas, y ninguna de estas armas es más afilada ni más provechosa para ella que la obesidad excesiva. Podemos reírnos y hacernos bromas unos a otros sobre la gordura y la ridiculez de la misma, pero al final el «Diablo de la Gordura» es el que ríe último.

Lo que cuesta el exceso de peso calculado en sufrimiento humano y en vidas humanas, es imposible de imaginar. Tengo el íntimo convencimiento de que estoy haciendo una pequeña parte de una buena obra (en un mundo que necesita muchas buenas obras) al ayudar a la gente a disminuir su peso. Mas, para ayudar a ustedes a que adelgacen, tengo que hacer algo más que darles una serie de instrucciones dietéticas; tengo que ayudarles primero a comprender lo que es la obesidad y la gente obesa.

Es en este aspecto que la historieta de las damas de las salchichas puede sernos de utilidad. Nunca he podido olvidarlas; para mí son un ejemplo constante. Aquellas tres simpáticas señoras eran «lipofílicas», no hay duda alguna, pero no por eso tenían que ser gordas, precisamente. Pidieron en el bar, por su propia voluntad y deseo, los sándwiches de salchicha y las tortas de chocolate, alimentos que precisamente son los más indicados para acumular grasa en las personas de su condición. Podemos adivinar, por los retazos de su conversación, que sabían muy bien que estos alimentos engordaban, pero, a pesar de ello, decidieron comerlos.

Recuerdo también que en aquel momento noté que, a pesar de que las tres señoras eran muy gordas, cada una de ellas estaba conformada según un cierto tipo. La primera estoy seguro de que habría sido clasificada como el tipo de obesidad tiroidea; la segunda, como de tipo pituitario, y la tercera se inclinaba claramente hacia lo que se llama el tipo de obesidad ovárica o maternal.

Estos son nombres técnicos que pueden ustedes olvidar en seguida, si quieren, pero lo importante es que esas señoras tenían indudablemente tipos diferentes de obesidad glandular.

Probablemente cada una de ellas murmuraba a menudo: «¡Pero, si yo como igual que un pajarito!»

Honradamente hay que conceder que, sin duda alguna, comían mucho menos de lo que habrían deseado; quizás, como muchos otros lipofílicos, disfrutaban de un apetito formidable, y si es así, hay que tenerles verdadera lástima, puesto que un lipofílico con un mediano apetito pasa ya malos ratos: aquellos que poseen un apetito exagerado, son doblemente infelices.

Muchas personas obesas comen solamente la mitad de lo que desearían comer. Esto está mal, pues lo que deberían saber es que no es la cantidad lo importante, sino la calidad de lo que comen.

Es posible que aquel tipo larguirucho y delgado sea también un aficionado al buen comer, y es muy probable además que coma el doble de lo que comemos nosotros, pero los que somos lipofílicos tenemos completamente trastornada la química de nuestro organismo. En mi opinión ésta puede llegar a normalizarse, o si no, por lo menos podemos mantener la gordura a raya; aunque seamos lipofílicos, no por eso tenemos que convertirnos en gordos.

El punto importante es que los lipofílicos no pueden comprender por qué ellos son diferentes de los cuatro o cinco compañeros que no lo son, y no entendiendo esto, no pueden darse cuenta de por qué sus hábitos alimentarios tienen que ser diferentes de los de la mayoría de la gente. Aquí está la clave del asunto. La gente obesa, desconociendo esto (o bien deseando voluntariamente ignorarlo) se preocupa únicamente de buscar excusas a su gordura, y esto es lo malo.

No es con excusas con lo que podremos combatir la obesidad, de modo que lo mejor es dejarlas desde ya a un lado.

Generalmente, las excusas por haber engordado pueden separarse en las tres clases siguientes:

1: Son las glándulas.

2: Es cuestión de familia.

3: Mi trabajo es demasiado sedentario.

Como queremos analizar cuidadosamente algunas de estas excusas, preferimos antes conducir a ustedes a través de una experiencia más bien curiosa; la historia íntima de la gente gorda.

¿Se han fijado ustedes en la manera como un sastre o una persona del ramo del vestido observa cuidadosamente y con ojos muy atentos sus trajes? Sí; yo lo he notado y siempre me he sentido un poco molesto.

Podría ser que mi suspicacia fuera excesiva, pero la última persona de esta profesión con la cual tuve ocasión de comer me molestó especialmente; no crean, sin embargo, que se hablara ni una sola palabra sobre ropas o vestidos, pero yo sentía la impresión poco agradable de que el invitado estaba tasando con cuidado el traje casi nuevo que yo llevaba.

Me imaginaba que se decía a sí mismo: «Muy bien, Sr. Lindlahr, quizá usted sabe algo de calorías, pero... lo que es de vestidos... sabe usted muy poco. Espérese hasta que lo atrape el primer chubasco... Eso que usted lleva es género de tercera categoría. Dentro de cinco o seis semanas estará tan brillante como una chapa nueva de esas que ponen los profesionales en sus puertas. Sí, probablemente pagó un buen precio de todos modos... pero sólo vale la apariencia...»

Cada uno tiene que ocuparse de lo que entiende, supongo. Siempre que veo una persona gorda y tengo una breve ocasión de estudiarla, me gusta observar su carácter y su tipo especial. Me fijo en la cantidad que come y en lo que come, y me pregunto por qué no son más prudentes en bien de sí mismos, y no se deciden a adelgazar un poco.

No puedo sacarme del pensamiento cuál va a ser su destino. No es que yo sea un hombre de temperamento morboso, pero lo mismo que un hombre conocedor de automóviles tiene una idea clara acerca de la manera como responden los diversos tipos en el camino, y aun puede pronosticar más o menos el resultado final, o sea su duración, la persona que entiende de obesidad tiene alguna idea del destino general que espera, por término medio, a las personas gordas, y puede reflexionar sobre el fin que van a tener.

Podremos aprender mucho de esto en el próximo capítulo examinando los caracteres de algunos tipos de lipofílicos. Seremos presentados, por así decirlo, a unas cuantas personas.

Traten ustedes de comprender estos caracteres que son pura ficción, y si llegan a encontrar rasgos, hábitos o costumbres que ustedes también posean, dense por aludidos. Entonces aprieten las clavijas a la parte desvencijada de su carácter, cuyas fallas son realmente las culpables que hacen de ustedes personas demasiado gordas.

5. "Las glándulas"

«Juanita» era una muchacha elegante y agradable de ver en sus tiempos de escuela y de bachillerato, y mantuvo esas simpáticas características aun después de algún tiempo de empezar a trabajar.

No es que fuera exactamente piel y hueso, sino más bien un tipo de curvas agradables. Sabía por experiencia que no le era muy difícil aumentar de peso, pero, ya convertida en señorita, ponía especial cuidado, consciente o inconscientemente, en no dejar que se acumularan demasiados kilos. En una o dos ocasiones se pasó de su peso, aunque no de manera exagerada, y en seguida se puso a trabajar con toda determinación en la tarea de rebajarlos. No permitió nunca que su peso progresara hasta el extremo de constituir un principio de obesidad.

Al fin, con sus encantos, convenció a «Juan Contento». El joven matrimonio hacía una linda pareja. Todos los parientes estuvieron muy de acuerdo. Juan estaba complacido y alegre; ante ellos se abrían los caminos rosados de la felicidad; hicieron lindos preparativos para la boda y todos los amigos les desearon mucha suerte.

Un frío y científico biólogo nos habría dicho quizás que Juanita había alcanzado a cumplir un vehemente deseo de la Naturaleza. Es posible que Juanita no hubiese comprendido con toda claridad lo que quería decir el hombre de ciencia, pero habría admitido, si se le hubiera apremiado, que después de su casamiento con Juan se había vuelto un poco descuidada respecto a su inveterada tendencia a aumentar de peso. Siempre había constituido para ella un esfuerzo conservar sus elegantes líneas. De pronto, ahora que ya poseía un marido y un hogar, ya no le pareció tan importante privarse de las deliciosas golosinas que tanto le gustaban, o dedicarse a combatir con salvaje energía cualquier mínima cantidad de gramos de más que pudiera haber acumulado. Sí, innegablemente, Juanita aflojó un poco en su vigilancia.

Insidiosa, subrepticiamente, un poco de aquí, un poco de alá, un par de tostaditas con mantequilla por día fue aumentando de peso poco a poco; no más, quizás, de un kilo por mes. Al primer aniversario de su boda, la balanza, con manifiesta indiscreción, acusó 12 kg. más que en el día de su matrimonio. Al año siguiente, la fiesta se celebró con otro moderado aumento. A Juanita le gustaba un bocadito de esto y de aquello: era un poco golosa.

Juanita engordó considerablemente al correr de los años, llegando realmente a exhibir la clásica cara de luna llena. Pronto se presentaron trastornos digestivos de carácter inquietante: dos semanas antes de Navidad tuvo un ataque de cólico hepático; así lo diagnosticó el doctor, añadiendo que también presentaba trastornos de la glándula tiroidea. Tenía que tomar unas tabletas de extracto tiroideo.

Juanita no le hizo mucho caso. Es muy enfadoso estar siempre yendo a lo del doctor y, además, resulta oneroso. Mas de pronto, la cosa se puso muy seria: otro ataque de cólico hepático, la pobre Juanita tuvo que subir a la mesa de operaciones… y ya no volvió del hospital.

Para el médico no fue realmente una sorpresa, pues sabía perfectamente que los cálculos biliares son tres veces más frecuentes en la mujer que en el hombre, y que son precisamente las mujeres obesas las que tienen mayor predisposición a las enfermedades de la vesícula biliar.

Las mujeres con un peso de 25 a 40 por ciento mayor del normal, arrojan una mortalidad por cálculo hepático de 4 1/3 más que el término medio del conjunto de todos los casos y más de 10 veces mayor que la mortalidad de las mujeres con déficit de peso.[1]

Viene después el caso de la señora de «Noé Ilusi». Tenía esta señora la misma tendencia a la gordura que «Juanita Contento». Sin embargo, poseía la cualidad de amar lo suficiente a su marido para amordazar su apetito y vigilar su dieta.

Noé, sin embargo, resultó un mal marido que supo matar rápidamente todas las ilusiones de su mujer, la abandonaba para ir a divertirse con otras mujeres y todos los esfuerzos de su esposa para atraerlo de nuevo al hogar resultaron inútiles.

La señora Noé no era el tipo indicado para pagar a su marido en la misma moneda: ni pudo decidirse a serle infiel, ni se dedicó a los cóctels, ni, en fin, le fue posible demostrar su desencanto de la vida por ninguno de los procedimientos que se llamarían inmorales en los términos corrientes. Así, pues, se abandonó gradualmente a la glotonería, cediendo a su preferencia para los alimentos ricos en calorías y aptos para convertirse fácilmente en grasa. El buen comer constituyó para ella una forma de evasión; se entretuvo en leer y a cada final de capítulo hurgaba en la caja de bombones. Le gustaba también enormemente la mantequilla.

Diez años más tarde enfermó gravemente y el médico habló de la presión sanguínea elevada y de arterias endurecidas.

Los internos del hospital donde fue a que la examinaran, movían significativamente la cabeza y se hacían señas entre si murmurando sobre su gordura. Observaron con todo interés su tipo constitucional y lo clasificaron como obesidad hipofisaria.

El doctor expuso su caso en una reunión del personal médico. «Presión sanguínea terrorífica con indudable contribución del factor obesidad»; y añadía en ni informe:

«La presión sanguínea alta se encuentra más a menudo en las mujeres, porque éstas son a menudo más obesas que el hombre El peso excesivo ocasiona el agotamiento funcional prematuro del sistema circulatorio.»

Las cifras de mortalidad en las enfermedades de las arterias son las siguientes:[2]

PROPORCIÓN DE FALLECIMIENTOS EN LAS ENFERMEDADES DE LAS ARTERIAS*

Peso normal		Exceso de	peso
	5 a 14 %	15 a 24 %	25 % en adelante
23	34	46	41 **

** *Disminuye porque mueren antes, de apoplejía (hemorragia cerebral).*

Es interesante también el caso de la señora de Teodoro Materna de 1,55 m. de altura. Antes de tener el bebé estaba más bien en el grupo de las delgaditas con curvas agradables; pero, en cuanto quedó embarazada, empezó a aumentar de peso. Su médico insistía en que comiera suficiente cantidad de alimentos nutritivos. Era un ardiente partidario del apolillado adagio que dice: «La mujer embarazada tiene que comer para dos»; este adagio tan divulgado contiene algo de verdad, pero tomado al pie de la letra ha hecho más mal que bien.

Se instruyó cuidadosamente a Materna para que supiera tomarse las cosas con calma y comiera alimentos ricos y nutritivos. El consejo no resultaba desagradable. En el quinto mes de embarazo comía ya tres fuertes comidas al día, y entre horas pequeños bocados, galletas, bombones, etc., que aumentaban notablemente la cantidad total de los alimentos. Siempre tenía al lado de la cama por la noche una caja de galletas, y, con tan agradable tratamiento, al noveno mes pesaba, 15 kg. más que al principio del embarazo.

Ninguno de sus conocidos estaba mayormente extrañado, por el hecho de que todos creían que Materna iba a engordar. «Los chicos tienen la culpa», decían, «son los ovarios».

El Sr. Teodoro se mostraba amable y muy complacido al observar los progresos de su compañera. Finalmente llegó el día del parto y Materna lo pasó regularmente mal. El niño pesaba cerca de los 5 kilos y el parto fue difícil; se presentaron complicaciones. En los años sucesivos los hábitos que había adquirido durante el tiempo de su embarazo ya no fueron abandonados. Con la llegada de otros hijos fue engordando más y más, y ella seguía diciendo: «Son mis glándulas que no funcionan bien», mientras pelaba una banana.

Un buen día fue atropellada por un auto que le produjo serias magulladuras. Los médicos del hospital donde fue llevada descubrieron que padecía la enfermedad de Bright.

Así como sabemos muy bien que la obesidad predispone marcadamente a las enfermedades del riñón, conocemos también la frecuencia con que los accidentes del tránsito tienen preferencia por los obesos, especialmente por las mujeres obesas.

PROPORCION DE MUERTES POR NEFRITIS AGUDA Y CRONICA EN 100.000 MUERTES

Peso normal	Exceso de peso		
	5 a 14 %	15 a 24 %	25 % y más
82	108	202	224

Peso normal	ACCIDENTES POR 100.000 Exceso de peso		
	5 a 14 %	15 a 24 %	25 % y más
60	65	65	87

Sabemos que en los libros de texto la obesidad se suele dividir en dos tipos principales llamados exógeno y endógeno. Son estas palabras importantes. La obesidad exógena se debe al exceso de comidas sobre lo que el organismo necesita; la obesidad endógena se supone provocada por el mal funcionamiento de una u otra de las glándulas de secreción interna.

Varias autoridades médicas han calculado, sin embargo, que el tipo exógeno, esto es, el que se debe a comer en exceso, forma del 95 al 98 % de los casos de obesidad; por lo tanto, el culpar a las glándulas resulta una mezquina excusa para la conciencia del sujeto de 120 kg. que se está recreando con un pastel de chocolate o con un helado doble de lo mismo, «adornado» con una buena porción de crema chantilly.

La excusa de las glándulas ha ayudado indudablemente a adormecer la conciencia de un buen número de gordinflones. «Son mis glándulas, querido; todo cuanto como se transforma en grasa».

¡O, amigos! ¡Cuánto reconforta y tranquiliza esta idea! Por ella, muchos han abandonado completamente la lucha contra la gordura y a causa de tan profunda sentencia han ido acumulando kilo tras kilo hasta convertirse en verdaderas moles de grasa. Y, sin embargo, por amargo que resulte decirlo, esa máxima es falsa casi siempre. Obsérvese la explicación de la obesidad que nos da el diccionario médico de Dorland: «La obesidad es debida a una «combinación» del exceso de comida y de los trastornos metabólicos (endocrinos).» Hemos incluido entre comillas con toda intención la palabra «combinación», a fin de hacer resaltar su significado.

Lo que usualmente sucede es lo siguiente: El trastorno glandular no produce necesariamente obesidad. En cambio, suele ser verdad la proposición contraria: La obesidad produce casi siempre la insuficiencia de las glándulas. Cuando una persona ha comido durante una cantidad de años una porción excesiva de alimentos formadores de grasa, las glándulas encargadas de regular el metabolismo de esos alimentos grasos cumplen mal sus funciones.

A veces la sobrecarga de grasa empieza ya en la infancia y aún puede empezar antes del nacimiento, puesto que el desarrollo del niño en el claustro materno es determinado por la constitución de la sangre de la madre. Si ésta posee una sobrecarga de sustancias grasas, el metabolismo de éstas y de los hidratos de carbono se inician mal desde la más tierna edad infantil.

Cada especie de alimento tiene su manera especial de ser elaborada por el organismo; los azúcares, el almidón y las grasas, poseen cada uno su especial metabolismo. El metabolismo de las grasas, por ejemplo, necesita la cooperación del hígado, páncreas, intestinos, ganglios linfáticos y de las glándulas de secreción interna tales como el tiroides, la hipófisis y los ovarios.

Los mecanismos del cuerpo humano son capaces de soportar sin desmayo muchos abusos; sin embargo, algo les cuesta, y si los órganos que intervienen en un mecanismo determinado se ven forzados a llenar sus funciones de una manera anormal, se ven obligados a modificar su ritmo de actividad para hacer frente a las excesivas demandas. Por esta causa se desarrollan excesivamente los músculos de las piernas de una bailarina, y por la misma razón las manos del trabajador manual se agrandan y adquieren una piel córnea.

Del mismo modo, si un individuo recarga el trabajo de las funciones reguladoras del metabolismo de las grasas, estas funciones se hacen anormales y las glándulas que en ellas participan sufren alteraciones. Como resultado de ello la persona en cuestión empieza a modificar sus formas de una manera peculiar; el exceso de grasa puede depositarse en distintas partes del cuerpo, en el abdomen frecuentemente y también en otros sitios, comunicando al cuerpo, en cada caso, peculiaridades de forma muy característica.

El médico que examina por primera vez a un paciente en su consultorio puede decir muchas veces al primer golpe de vista: «Usted tiene un tipo de obesidad tiroidea» o bien: «Tipo hipofisario». Si el sujeto no es demasiado característico, siempre tiene el recurso de decir: «Sus glándulas funcionan mal; tiene usted un tipo de obesidad pluriglandular».

Efectivamente, nosotros, los gordinflones, con el tiempo desarrollamos cierto tipo de obesidad glandular, no hay duda alguna; pero lo que hay que tener presente es que las glándulas no son las que deben estar en el banquillo de los acusados, sino más bien en el asiento del fiscal. Ellas son generalmente las víctimas de la glotonería de su dueño y señor.

Notas

1. "Build of Women and its Relation to Their Mortality. O Preliminary Report", por Louis I. Dublin and Herbert H. Marks, Metropolitan Life Insurance Company, Proceedings of Association of Life Insurance Medical Directors of America, 1938.

2. "The Influence of Weight on certain Causes of Death." Human Biology, número de mayo, 1950, por Louis I. Dublin, Metropolitan Life Insurance Company, con la colaboración de Herbert H. Marks, Todas las estadísticas citadas en los capítulos 5, 6 y 15 sobre la proporción de fallecimientos en las diversas enfermedades de los obesos, comparado con los demás individuos de peso normal, han sido tomados de esta obra con el permiso del autor. Estas estadísticas fueron compiladas de las fichas de 192.504 individuos blancos asegurados en la "Unión Central Insurance Company" durante los años de 1887 a 1908. Estos individuos, todos examinados por médicos y hallados exentos de enfermedades orgánicas o alteraciones importantes en la época de tomar el seguro, fueron seguidos desde entonces hasta 1921 o hasta la terminación de su seguro, si fue anterior. Como se descartaron los primeros cuatro años, se anularon los efectos de la selección médica, y se estudiaron únicamente hombres de 20 años de edad o más. El cuadro total está basado en 1.487.561 años de vida. Como estas personas pertenecían en conjunto a una clase económica alta y no ejercían, en general, ocupaciones peligrosas, las cifras aun resultan más impresionantes. El total de muertes acaecidas en el grupo durante el período de observación fue de 13.550.

6. ¿Es cosa de familia?

El capítulo anterior fue más bien un poco molesto para las señoras y esto no es muy justo, puesto que los hombres son quizás aún más propensos a dar excusas por su gordura que sus hermanas del bello sexo. «Lo digo honradamente» —afirman—, «es cosa de familia», o bien: «Mi trabajo es demasiado sedentario».

Estanislao, el carnicero, y sus hermanos Alejo, el panadero, y Luis, el mecánico, pesaban arriba de los 110 kilos, todos eran tipos grandotes. Estanislao pesaba 115 y su padre había sido también un hombre muy gordo. La madre, una mujer de 1,54 m., pesaba 93 kilos cuando murió.

Hace muchos años, cuando toda la familia se juntaba para ir a un picnic de la Sociedad de Beneficencia, constituía un conjunto digno de ver. Siempre había quien al verlos decía: «Verdaderamente, su gordura es cosa de familia; mírelos usted, todos son gordos».

Y, en efecto; todos lo eran, pero observemos lo que comían. El papá siempre había preferido los manjares grasos, los platos abundantes y una buena porción de pan y papas. Consumía una enorme cantidad de cerveza en sus comidas. La mamá, muy amante de su esposo y con grandes deseos de darle satisfacciones, preparaba sus suculentos platos. Ella, por su parte, pesaba solamente 58 kilos cuando se casó, pero aumentó 7 en el primer año y llegó a los 80 antes que Estanislao abandonara la escuela primara. Ordinariamente, acostumbraba a tomar un bocado en el desayuno con cada uno de sus hijos y le gustaba bastante probar sus propios platos mientras los preparaba.

En lo que concierne a los muchachos... bueno, los chicos no nacen con determinados gustos para la comida, pero los desarrollan después. La especie de alimento que se sirve ordinariamente en la casa determinará con toda probabilidad lo que al muchacho le gustará comer cuando sea hombre.

¿Qué clase de alimentos supone usted que los muchachos aprendieron a apreciar? ¿Espinacas? ¡Qué va! ¡Nada de eso! Generalmente comían carne, papas, pasteles, y mucho de todo ello. En la escuela, ellos eran los chicos del pan y mantequilla con jamón. Cuando Estanislao se hizo hombre, acostumbraba a pedir en el restaurante porciones dobles de los platos de carne y solía decir a sus compañeros de mesa: «Un tipo grandote como yo, tiene que comer». Siempre llevaba los bolsillos llenos de nueces o maníes. Los clientes de la carnicería solían admirar su abundante abdomen y decían: «Este es verdaderamente el lugar que le convenía a usted», y Estanislao aprobaba con satisfacción.

Si alguien le hubiera dicho a Estanislao que la gordura no es hereditaria, sino que representa una característica adquirida, se habría encogido de hombros y habría respondido: «Sí, sí».

Si se le hubiera obligado a discutir el asunto, habría admitido, naturalmente, que él no fabricaba grasa en su cuerpo, a partir de la de sus antepasados. Habría concedido también, probablemente, que los abuelos no eran los que pedían las dobles raciones para él; por lo tanto, Estanislao no se podría considerar un tipo completamente irrazonable.

Estanislao tuvo que tomar un socio algunos años después, porque se volvió diabético y una jornada de dieciséis horas era demasiado para él. En una de las páginas del manual para el tratamiento de la diabetes que el doctor le dio, había anotado datos como los siguientes:

MUERTES POR DIABETES POR CADA 100.000 MUERTES

Peso normal	Peso excesivo		
	5 a 14 %	15 a 24 %	25 % y más
14	22	45	117

(Más del 78 % de los diabéticos del sexo masculino son obesos y entre las mujeres, el 83%)
Estanislao se hizo la reflexión de que esto era cosa del doctor.

«Mi gordura es hereditaria.»

También, entonces, vale para mí esta excusa:

Mi padre medía 1.68, y hacia el año 1890 pesaba 150 kilos.

Mi abuelo paterno, que era también muy gordo, murió en 1891, a la edad de 51 años, de apoplejía cerebral. Nuestra historia familiar refiere que el abuelo de mi padre era ya muy gordo. Si la gordura va por familias, evidentemente mi familia es una de ellas.

Vergüenza para mis antepasados, por haber sido la causa de que mi peso llegara a más de 100 kilos en aquel verano en que mataba mis vacaciones en Juan-les-Pins. ¿Pero, qué había sucedido a estos fantasmas desde entonces? Actualmente, peso 15 kilos menos, y por lo tanto puede ser muy bien que mis comidas tengan algo que ver con ello. Evidentemente, la grasa se fabrica de lo que yo como.

Juan Energía era un compañero de escuela de Estanislao, pero había seguido el bachillerato y luego estudiado en una escuela especial. Cuando se colocó en la Suxess Corporation, era delgado y alto. Juan era uno de los individuos que «van a llegar». Trabajó con toda energía, y ésta era verdaderamente terrorífica. Antes de que pasaran muchas temporadas, Juan llegó a ser el director de ventas.

Cuando dejó de tener que preocuparse de los detalles y estuvo sentado largas horas en conferencias, se fue volviendo cada vez menos activo. Cinco años más tarde su principal trabajo consistía en dar instrucciones y formalizar el curso de los negocios.

La diligencia que antes lo había templado como fino acero, se relajó; Juan Energía se hizo cada vez más calmoso. No sólo tenía ya los medios, sino también más tiempo para comer mucho; le gustaba una apetitosa cena a medianoche y le parecía que esto le ayudaba a dormir mejor. Gradualmente, Juan desarrolló su abdomen y sotabarba.

Al principio estuvo muy contento de su relativa gordura, pues ésta parecía estar más de acuerdo con su posición e importancia. Más tarde, cuando llegó a los 90 kilos, decidió hacerse socio de un club de gimnasia, para frecuentar el cual nunca encontró tiempo. También se hizo socio de un club de golf, pero no jugaba muy bien, de modo que difícilmente encontraba compañero, y finalmente se decidió por dedicarse al bridge en el salón del club. Cuando pasó de los 100 kilos, Juan empezó a tomar más en serio las advertencias de sus amigos. «Sí, efectivamente, estoy demasiado gordo: no hago suficiente ejercicio. No me resultaría difícil sacarme toda esta gordura, si no tuviera que estar constantemente al pie del cañón».

Al final se le declaró una enfermedad cardíaca y tuvo que dejar su puesto. Hablando sobre ello, sus compañeros y directores llegaron a la conclusión de que, si bien el trastorno cardíaco de Juan se había manifestado de pronto, probablemente se debía venir desarrollando desde hacía bastante tiempo.

Pensando bien en ello, recordaban que Juan había ido disminuyendo gradualmente su enérgica actividad desde bastante tiempo atrás. Hasta parecía que la compañía habría podido marchar mejor sin él en los últimos cinco años. Quizás no fueron solamente las quiebras lo que hizo que la nueva Compañía dejara relegada a la suya en los negocios... Seguramente, Juan había estado enfermo desde algún tiempo atrás y se lo había ocultado a sí mismo; esto es lo que debía esperarse, precisamente, de un tipo como él.

Ya Shakespeare lo había escrito: «Los panza-grandes tienen piernas delgadas: y las golosinas enriquecen las costillas, pero matan el ingenio».

Entretanto, Juan recordaba tristemente el día en que había empezado a engordar, tanto, que no pudo obtener de ninguna Compañía un seguro de vida. La compañía de seguros lo había rechazado apoyándose en la autoridad de los fríos números:

PROPORCION DE ENFERMEDADES ORGANICAS DEL CORAZON POR 100.000 INDIVIDUOS

Peso normal	Peso excesivo		
	5 a 14 %	15 a 24 %	25 % y más
80	115	135	129 (i)

(i) *La aparente disminución que denota esta cifra, se debe a que un gran número muere antes a causa de enfermedades como angina pectoris, apoplejía, etc.*

Las lamentaciones tales como: «es que no hago bastante ejercicio» constituyen una excusa muy frágil para la obesidad.

El ejercicio hace que los tejidos sean más firmes y disminuye los contornos del cuerpo. Ayuda mucho a desprenderse del exceso de agua que exagera la apariencia de gordura y da la impresión de fofo, pero el hecho es que el individuo que se queja de que no puede hacer ejercicio suficiente, no hace ejercicio suficiente; esto es lo que hay que confesar, y esto es lo malo. Las probabilidades que tiene de hacerlo están cortadas de la misma tela que las ilusiones por las cuales él se imagina que próximamente hará ejercicio. No tiene, de todos modos, ni la más remota idea de la enorme cantidad de ejercicio que es necesario para quemar una pequeñísima cantidad de grasa.

Perder peso por la vía del ejercicio, es precisamente elegir el camino más difícil; es el método más insatisfactorio que se puede encontrar para desprenderse de medio kilo de grasa. Un hombre de 100 kilos, por ejemplo, tendría que jugar a la pelota furiosamente durante por lo menos seis horas, para quemar realmente medio kilo de grasa corporal. Aunque efectivamente puede llegar a transpirar hasta un kilo de agua corporal durante el partido, ello no significa perder grasa.

Llámese pereza si se quiere, pero personalmente prefiero pasarme de un par de rebanadas de pan en cada comida que obligarme el gasto de energía necesario para equilibrar aquel exceso. Con mi peso actual me costaría una hora de marcha rápida destruir el equivalente de grasa de dos rebanadas de pan y mantequilla; para mí eso es demasiada molestia.

La grasa que nosotros llamamos orgánica es una sustancia muy tenaz. Los jóvenes que van a los gimnasios para perder peso se engañan ellos mismos al olvidar que la mayor parte del peso que pierden con los ejercicios se debe principalmente a la transpiración. Es muy fácil sudar de medio kilo a kilo y medio de agua mediante el ejercicio, pero el agua que bebemos después nos lo devuelve con exceso. Además, el ejercicio aviva el apetito. Esos muchachos delgados y atléticos que atribuyen su falta de obesidad al ejercicio se olvidan de que no son verdaderos lipofílicos: nunca llegarían a ser realmente gordos. Pertenecen a aquellos cuatro individuos entre cinco, que tienen la enorme suerte de poder comer lo que se les antoje sin engordar.

Pero, más importante que todo esto es lo siguiente: ¿recuerdan ustedes el nombre de Lavoisier y aquella entidad fisiológica llamada grado de actividad del metabolismo? ¿Recuerdan ustedes cómo esta actividad desciende cuando aumentamos en años? Muy bien, si les gusta a ustedes conocer las razones científicas y reales del entredicho entre ejercicio y gordura, les diré la manera como actúa. (Hay que entender que esta explicación representa solamente una aproximación grosera.)

Manteniendo iguales los factores alimentación, ocupación y ambiente, un hombre de la edad de 20 años podría conservar su peso, jugando por ejemplo 14 hoyos de golf tres veces por semana; a los 30 años, tendría que jugar 16 hoyos; a los 50 necesitaría 17 hoyos, y 18 a los 60 años. Es decir, cuanto más viejo se hiciera, más ejercicio tendría que hacer; sin embargo, es obvio que el hombre más viejo es menos capaz de hacer ejercicio; de este modo, el obeso se encontraría en un círculo vicioso, porque la obesidad es poco amiga de la actividad; para simplificar, podemos decir que cuanto más gordo se hace un hombre, más perezoso se pone, y cuanto más perezoso es, más gordo se hace.

El que sea lipofílico debe recordar que el mejor deporte que podría hacer sería ejercitarse en emplear un poco de juicio al elegir las comidas que tiene que tomar. Una buena porción de roast beef con una salsa grasa, en comparación con la misma proporción de carne, pero magra, sin salsa, obliga a un hombre de 90 kilos a practicar más o menos 9 hoyos de golf por término medio. Yo preferiría personalmente tomar el sendero de la carne magra en lugar del camino del golf.

De manera que lo que quizás cuenta más en la lucha contra la obesidad es la manera como usted utilice el cuchillo y el tenedor. Como un hombre de ingenio dijo una vez, el mejor ejercicio del mundo para una persona gorda, es terminar repentinamente la comida a la mitad de su curso, poner las manos al borde de la mesa y empujar la silla para atrás. Después de esto se levanta y se va a otra pieza.

Este es indudablemente un ejercicio muy simple y liviano. Solamente necesita medio minuto para llevarlo a cabo, y es el ejercicio más reductor que usted puede encontrar, busque dondequiera.

Tampoco podemos considerar una excusa lo que hace Jorge Alegría: presumir de que gana mucho, gasta mucho y le gusta distraerse por los clubs nocturnos. Posee una energía tremenda, puede pasarse una noche divirtiéndose y al día siguiente hacer el trabajo de dos hombres.

Jorge es hombre a quien le gusta comer mucho y beber más; aguanta bien el licor y tiene un inmoderado orgullo de sus abundantes comidas. Le gusta asombrar a la gente con la cantidad de comida que puede consumir. No es nada raro en él que tome 4000 calorías de alimentos, y 3000 calorías de alcohol.

Es verdad que emplea una cantidad terrible de energía, quizás el doble de la que empleamos usted o yo, pero incluso esto no representa sino un extraordinario de 2500 calorías, lo que le permite aun ganar peso a una marcha alarmante. Sólo 100 calorías innecesarias por día, es decir, un cóctel, una tostada de más, significan medio kilo de ganancia por mes, seis kilos por año y unos cuarenta kilos en 9 años.

Jorge es un hombre admirable, tiene un perfecto sentido del humor, y un corazón de oro, según dice todo el mundo. Para él no representa ningún trabajo lograr enormes pedidos de sus clientes; éstos lo quieren, y les gusta que haga buenos negocios.

Pero Jorge pesa más de 130 kilos y su peso aumenta continuamente. Esta tendencia asusta a algunos de sus mejores amigos, que se lo reprochan; pero Jorge les dice: «Mira, muchacho, para mí, lo mejor es una vida corta y alegre. Si tengo que morirme cualquier día como un rayo, bueno, habré vivido bien, y he hecho todo lo que me ha gustado; me divierto tanto en un solo día de mi vida, como cualquier tipo corriente en una semana».

«Una vida corta y alegre.» Efectivamente, sería una filosofía que podría tener algo de justo si marchara de acuerdo con el plan. Supongo que los Jorges que se encuentran en todas partes conocen muy bien que prácticamente se están matando ellos mismos. Los médicos les advierten que tengan cuidado con la presión sanguínea; que los tipos grandes, sólidos, pesados, como ellos, son a menudo muy predispuestos a la apoplejía. No estará de más que estos Jorges lleguen a conocer con alguna familiaridad las siguientes cifras:

MUERTES POR HEMORRAGIA CEREBRAL POR 100.000 MUERTES

Peso normal	Exceso de peso		
	5 a 14 %	15 a 24 %	25 % y más
70	101	115	170

Sin embargo, los Jorges suelen decir: «No es una manera mala de irse; es un método rápido. Algo que se rompe y ya está.» Lo que ellos no saben es que la mayoría de las personas que tienen un ataque de apoplejía «no se apagan como una luz». Uno, dos o diez años de una existencia realmente trágica pueden seguir al ataque.

A muchos de estos profetas de la vida corta y alegre, podemos verlos después inútiles y tristes paralíticos en un sillón de ruedas. Podríamos, entonces, reflexionar tristemente sobre los pensamientos que pasan por su cerebro. Aquí están aquellos a quienes les gustaba la vida alegre y despreocupada: pasar buenos ratos, alegres compañías y todas las distracciones que es fácil encontrar en la vida. Verdaderamente, es un castigo cruel el que los ata a una silla donde deben quedarse imposibilitados e inválidos y contemplar la vida que sigue a su alrededor.

No es posible, de ningún modo, encargar a voluntad una vida corta y alegre. Muy probablemente, en 14 casos de cada 15, las enfermedades degenerativas crónicas que produce esta vida a todo rumbo, llevan en sí involucrada una larga tortura. Parecería como si la Providencia estuviera empeñada en cobrar cruelmente a estas personas a base de la ley de «ojo por ojo y diente por diente».

La excusa, pues, tampoco sirve para nada.

Estas son algunas de las excusas que se emplean para ser tolerante con la obesidad: es casi increíble la cantidad de engaños voluntarios que la gente gorda llega a imaginar contra sí misma. También hay que admitir que a veces se cometen errores con toda honestidad. Muchas madres, por ejemplo, aumentan varios kilos mientras crían a sus bebés, debido a la falsa idea de que tienen que comer cosas muy alimenticias. Lo que necesitarían, en cambio, serían alimentos minerales y vitaminas, lo que nunca engorda.

Muchas personas engordan después de una operación o durante la convalecencia. Ellas no saben, naturalmente, que su metabolismo disminuye cuando están inactivas. La grasa se acumula entonces más fácilmente y, por lo tanto, deberíamos comer menos alimentos formadores de grasa. Asimismo, el peso aumenta a veces, después de los cuarenta años, a causa del metabolismo mucho más bajo que acompaña al cambio natural que sufren, a esa edad, tanto los hombres como las mujeres.

En cuanto la grasa del cuerpo empieza a acumularse excesivamente, hay que cambiar los hábitos de vida. Las circunstancias pueden hacer lipofílica a gente que antes no lo era; sin embargo, la mayor parte de la gente se engaña a sí misma respecto a lo que come, y en cuanto a tratar de vigilar su propia dieta, siempre se atrasa deliberadamente el propósito. Casi todos tienen miedo de perder las comodidades y los placeres que actualmente les hacen felices, si tratan de perder peso.

Esto, amigo lector, no es verdad; es una falsa idea nacida de la ignorancia en la cuestión de alimentos; significa una absoluta falta de conocimientos de las cosas de comer, y es un error que podemos corregir fácilmente.

7. Sucesos que proyectan sombras

Actualmente me ocupo en la radio de las cuestiones de nutrición y de la reducción de peso. ¿Por qué? Esto viene de lejos y tiene profundas raíces, puesto que en realidad se remonta a la época de la juventud de mi padre.

Mi padre fue educado con la intención de que se dedicara a la química de la cervecería y levaduras, pero muy pronto, por el 1880, lo mismo que muchos otros jóvenes de aquellos días, abandonó esa dirección y se decidió por los negocios de compra y venta de terrenos, aprovechando que el país iba cubriéndose de vías férreas.

Al final le gustó Kallispell (Montana), posiblemente a causa de que allí conoció a mi madre. Se casó y se estableció allí cuando ya estaba cerca de los cuarenta años.

La gente vivía bien y comía mejor en aquellos alborotados días del joven Oeste. En la época de su matrimonio, Enrique Lindlahr pesaba más de 113 kilos y consideraba a un par de patos como digno aperitivo de una buena comida.

Algunos años más tarde se le desarrolló una diabetes de tipo grave, y entonces empezaron los quebraderos de cabeza. Existían entonces algunos tratamientos espectaculares para esta enfermedad. Uno de los doctores que consultó, de considerable renombre, le prescribió una dieta de jamón y champagne.

Su enfermedad empeoró, y habiéndosele aconsejado finalmente liquidar sus negocios, hízolo así, y en el año 1898 salimos mi madre, él y yo, camino de Viena.

Varios tratamientos y curas llevados a cabo en diferentes balnearios fueron completamente inútiles, y mi padre decidió ponerse en paz con Dios y prepararse a morir. Pero entonces, debido a las impertinencias de un compañero de su infancia, se convenció de ir a ensayar los servicios de un curandero naturista muy famoso, el abate Kneipp. El abate Kneipp no era médico, pero en su célebre clínica mundialmente conocida de Woerishofen

(Baviera) prescribía con notable éxito la cura de agua, la dieta estricta y otros métodos de tratamiento natural.

Mi padre no tenía absolutamente la menor confianza en que un curandero naturista pudiera servirle de algo, de modo que fue a Woerishofen únicamente por complacer a sus atribulados parientes y amigos.

Tuvo que esperar diez días antes de ver al abate Kneipp. Entretanto, oyó explicar milagrosas historias de las espectaculares curas del abate, cuyos métodos pretendían que se apoyaban en la naturaleza. Encontró enfermos que habían sanado de enfermedades al parecer incurables, con la dieta, los baños, el sol y una disciplina cuidadosa de vida. Hay que recordar que los médicos trataban los enfermos de modo muy distinto a como los tratan hoy. Era precisamente en esa época cuando culminó aquella era médica en que los doctores solían indicar de uno a tres medicamentos para cada síntoma (polifarmacial).

Finalmente llegó el turno para la consulta de mi padre. Mi padre sintió una gran emoción cuando entró al despacho del abate de las curas de agua para su visita de pocos minutos. El abate Kneipp lo miró con insistencia, olió su aliento y luego dijo: «Usted es un glotón; come demasiado; usted está demasiado gordo; padece de diabetes. Va usted a tomar baños de asiento y comer solamente frutas y verduras. Nada de pan, cereales, carnes ni alcohol de ninguna clase. Vea usted a Sor Celeste.»

La Hermana Celeste, una de las ayudantas del padre Kneipp, dio a mi padre los detalles completos de un régimen dietético exacto. Naturalmente, no es ningún milagro para nosotros, a la luz de los modernos conocimientos, que una dieta estricta de frutas y vegetales llegara a liberar al paciente del exceso de azúcar en la sangre, y de los síntomas de su enfermedad; actualmente, lo entendemos perfectamente, pero en aquella época de tratamientos fantásticos y fútiles de la diabetes, un tratamiento que realmente hiciera efecto sin la intervención de medicamentos era una cosa sensacional.

Al llegar la primavera, Enrique Lindlahr era un hombre nuevo. El azúcar de la sangre y de la orina había desaparecido; había perdido más de 18 kilos y salvado su vida.

Entonces volvimos a Norte América. Pero aun algo más importante había sucedido con mi padre: los negocios ya no tenían interés para él y la milagrosa dieta lo absorbía en cuerpo y alma.

Recordaba y lamentaba que su padre, que era también muy gordo, habría quizás vivido todavía si se le hubiera enseñado la manera como debía comer. Había perdido también una hermana obesa antes de los 30 años, había visto morir amigos queridos y, por lo poco que sabía, sospechaba que algunos de ellos se habrían podido salvar si se les hubiera instruido correctamente respecto a la alimentación. Era, él, un tipo de «bon vivant» que se había visto al borde de la tumba durante largos meses, y que ahora contemplaba la vida con nuevas perspectivas.

En resumen, Enrique Lindlahr se hizo un entusiasta del régimen; estaba lleno de buenos proyectos y deseaba ser útil a otras personas y decidió serlo empezando a una edad ya avanzada los estudios de medicina.

Se graduó, pues, en el año 1904. Mientras que las escuelas médicas de aquella época no daban curso alguno sobre nutrición y dietética, mi padre en cambio no dejó de leer una sola página de todo lo referente a alimentación y dieta.

Procuróse las obras de Hipócrates, el cual había utilizado el hígado de las aves y de otros animales para curar la ceguera nocturna (Hemeralopía) y también ciertas enfermedades inflamatorias de los ojos. Tuvo ocasión de maravillarse al conocer los descubrimientos de Lind, un inglés que había aconsejado al capitán Cook que llevara chucrut y limones en sus barcos a fin de curar el escorbuto de los marineros. Aprendió también la manera de curar el beriberi con la cascarilla del arroz. En fin, estudió dietética, dietética y más dietética.

De este modo, acumuló un caudal enorme de conocimientos; algunos de ellos exactos y científicos, y otros apoyados únicamente en las creencias populares y en la tradición, pero todos ellos relativos a alimentos y a sus virtudes curativas.

Como resultado de ello, cuando abrió su consultorio en la Avenida Sud-Michigan No. 232 en Chicago, sabía una gran cantidad de cosas sobre régimen, probablemente muchas más que ningún doctor en medicina de la época. Pronto tuvo muchos enfermos y realmente creo que les fue útil con sus conocimientos, que muchos de sus colegas no poseían.

En 1905, compró una gran casa en el boulevard Ashland y en la calle Harrison y allí fundó el Sanatorio Lindlahr. En él puso en práctica sus ideas sobre dieta y sus conocimientos de nutrición con tanta maestría que la institución tuvo un gran éxito.

Mi padre murió en 1924; desgraciadamente, no vivió suficientemente para tener la satisfacción de ver cómo el estudio de la nutrición se fue convirtiendo en una verdadera ciencia. Habría visto que más de un centenar de sus ideas y reglas prácticas salían del terreno del empirismo para convertirse en sólidas adquisiciones científicas.

Habría tenido ocasión de leer revistas médicas literalmente colmadas de artículos sobre régimen, vitaminas y alimentos minerales. Habría podido gozar viendo el premio Nobel concedido, en dos ocasiones, a hombres de ciencia dedicados al ramo de la nutrición, y habría tenido probablemente gran satisfacción al observar el desarrollo de la ciencia de la nutrición en estos últimos años, que, en cierto modo, por sus ideas, lo ha consagrado a él como un hombre sabio y prudente; un buen médico, demasiado avanzado para su época.

Como se puede suponer, yo crecí en un pequeño mundo que daba vueltas alrededor de la nutrición, de los alimentos y del tratamiento de las enfermedades por medio del régimen.

Quizás sería bueno que explicáramos ahora que la Nutrición se define como la suma total de las reacciones físicas y químicas que tienen lugar en el organismo durante el crecimiento, la reparación y el mantenimiento de los tejidos orgánicos y su funcionamiento adecuado.

Esencialmente, existe una diferencia considerable entre un dietista y un nutricionista; este último se ocupa de la parte científica de la nutrición, mientras que un dietista sólo se ocupa de sus aplicaciones prácticas.

En el verano de 1914, estaba yo gozando de unas felices vacaciones cerca de Michigan, y pensaba partir para Europa en el otoño para entrar a estudiar en la Universidad de Heidelberg. Durante el verano siguiente, tenía que pasar algún tiempo en el Sanatorio de Bircher-Benner, una autoridad sobre nutrición muy célebre en Europa. Habíamos planeado que yo trabajaría 4 años alternando mis estudios, durante las vacaciones, en diferentes centros de Dietética del continente europeo.

El gran cataclismo de la guerra, al explotar aquel trágico verano, puso fin a los planes que mi padre había formado con respecto a mis estudios. Buscamos entonces un equivalente norteamericano, pero nos encontramos con que ninguna de las escuelas médicas de los EE. UU. dedicaba en aquella época un solo curso a la ciencia del metabolismo. La única escuela en la cual se podía seguir algo semejante a un curso de dietética era el colegio de Osteopatía de Chicago, y allí entré como estudiante en setiembre de 1914.

Al año siguiente, seguí unos cursos adicionales en el Jenner Medical College a fin de prepararme para los estudios del doctorado en Medicina.

En 1918, me gradué y licencié como médico y cirujano osteopático y mis primeros años de práctica en sanatorios fueron alternando con temporadas en diversos lugares para seguir cursos especiales relativos a la nutrición.

Entretanto, terminé mis estudios médicos y en 1923 me gradué de doctor en Medicina. Durante todos esos años me sirvieron extraordinariamente los amables y cariñosos consejos y enseñanzas de mi padre, al lado de mis estudios regulares y su vasta experiencia de la terapéutica moderna, que fue un rico caudal de conocimientos al cual podía yo recurrir con frecuencia.

Cuando sucedí a mi padre en la dirección del sanatorio, éste llevaba funcionando 19 años. Los enfermos entretanto habían llegado a constituir una clase bien definida, formada principalmente por casos que podían tratarse mediante el régimen. Un gran número de ellos, eran diabéticos. Tuve ocasión de practicar mis conocimientos en este grupo de enfermos, durante cuatro años, antes del advenimiento de la insulina, y estos cuatro años fueron una experiencia de primer orden en la práctica de la dietética referente a esta enfermedad. Constituyó todo ello un maravilloso entrenamiento como preludio al estudio de los problemas dietéticos referentes a la obesidad, porque en el fondo los distintos problemas de la nutrición tienen bastante semejanza.

Nuestro régimen para la diabetes, lo mismo que cualquier dieta apropiada para esta enfermedad, estaba compuesto principalmente de vegetales y frutas poco ricas en almidón y azúcar. Nosotros la llamábamos la dieta B. C. (baja en hidratos de carbono).

Habíamos notado, como todo el que observa muchos casos de diabetes, que la mayor parte de los enfermos son obesos, y que casi todos comen demasiado, sospechando, entonces, que el exceso de comida y la obesidad constituían quizás factores causales importantes. Una cosa por lo menos era cierta: no podíamos dejar de observar la continua y espectacular pérdida de peso de nuestros diabéticos obesos al someterlos a la dieta B. C.

Recuerdo muy bien el terror que demostraban algunos de los parientes que visitaban a los enfermos confiados a nuestro cuidado. A menudo venían algunos de ellos a hablar a los médicos de la casa con el temblor en la voz: «Oh, doctor, mi marido ha perdido ocho kilos en sólo dos semanas que ha estado aquí.»

Al fin, nos vimos obligados a explicarles que, en cierto modo, una parte esencial de nuestro tratamiento era quitar unos cuantos kilos de más que pesaban los enfermos, y que estábamos convencidos tenían una parte de culpa en los alterados procesos químicos de la diabetes. Esto servía para dar confianza a los enfermos, y así continuamos año tras año empleando aquel régimen que rebajaba el peso de los enfermos, casi de un modo mágico, en todos aquellos a los que se aplicaba.

Igualmente, durante ese tiempo, tuvimos ocasión de aprender el cuidado de ciertos trastornos que se producían cuando prescribíamos el ayuno. El enfermo a quien se ponía a ayuno según las normas de Lindlahr, tomaba un litro de jugo de fruta en todo el día y toda el agua que quisiera beber, pero no se le permitía otro alimento líquido ni sólido.

En los pocos tipos de enfermos en los cuales estaba indicado este tratamiento drástico, obraba realmente maravillas. Ordinariamente, empleábamos sólo cortos ayunos, aunque algunos de nuestros enfermos llegaron a ayunar durante diez días y en casos excepcionales algunos días más.

Es importante recordar todo esto porque finalmente salió a relucir este notable hecho: *una persona puesta a la dieta B. C. perdía más peso que manteniéndola en ayuno.*

Actualmente es muy fácil escribir este axioma, pero, a nosotros, en aquella época nos parecía tan familiar que no llegábamos a darnos cuenta. Hasta 1925 no llegué a tener conciencia de este hecho.

A principios de agosto de 1925 llegó a mi clínica de Chicago una voluminosa señorita de la alta sociedad de Filadelfia que se daba una gran importancia. En efecto, empezó por pedir todo un departamento para ella sola, pero cuando se le indicó que lo teníamos todo ocupado y que solamente podríamos cederle una pieza, se resignó finalmente a quedarse.

Su primer acto fue anunciarnos inmediatamente que ella no estaba enferma y que por lo tanto no debía someterse a un examen completo como el que practicábamos por principio a todos nuestros pacientes. Tuvimos que decirle que nosotros no dirigíamos un hotel, sino una casa de curación, y que ella no debía ser diferente de los demás enfermos de la casa; insistimos en nuestro examen, al que finalmente se sometió.

Nos manifestó, entonces, que ella había venido a nuestra clínica con el fin de adelgazar rápidamente; deseaba reducir su peso unos 15 kg. en un mes, indicándonos que estaba segura de que con nuestra gran práctica éramos capaces de conseguir ese resultado. Estaba decidida incluso a pasar hambre para lograrlo.

Pudimos colegir que estaba por casarse dentro de un mes más o menos y quería presentarse con una elegante silueta a la ceremonia de la boda. Parece que también su futuro esposo le había indicado que quizás estaba un poco por arriba de su peso normal.

Esta fue la primera vez que nos encontramos con un caso así; pero, como la damita pesaba cerca de los 110 kg., no encontramos inconveniente en intentar complacerla. Para ella una pérdida de 15 kg. era más bien útil y había que considerar, además, que estaba en juego el travieso Cupido.

La opulenta dama de Filadelfia empezó, pues, su curso de ayuno con el mediano resultado de una pérdida de 2 kg. en los primeros siete días. Cuando la visité el séptimo día la entrevista no tuvo para mí nada de agradable. Expresó claramente su disgusto por los resultados poco promisorios que habíamos obtenido, y me vi obligado a pedirle que tuviera un poco de paciencia. Me retiré un poco amoscado por sus acres respuestas, escudándome en la necesidad de visitar otros enfermos más serios, pero estaba disgustado conmigo mismo, pues todas las miradas de los pacientes y de las enfermeras estaban fijas en la imponente dama filadelfiana.

Mientras me dirigía a ver a los demás enfermos seguía pensando en ello cuando un rayo de luz iluminó mi mente; la dieta B. C., me dije, le haría quizá perder peso más rápidamente que el ayuno. Sin vacilar me dirigí otra vez a su habitación pensando entre mí en la semejanza de la química del azúcar en la diabetes con la de la grasa en el obeso y decidido a hacer un poco de ensayo *in anima nobile*, a costa de la dama de Filadelfia, pero con la buena intención de servirla y convencido de que de ello no podía sobrevenir inconveniente alguno para su salud.

Le dije que había estado pensando seriamente en su caso; que se le practicaría un análisis de sangre para saber su contenido de azúcar y que si daba los resultados que yo preveía le prescribiría una dieta, con la cual estaba convencido de que rebajaría su peso con mayor celeridad que hasta entonces.

Al día siguiente se le hizo el examen de la sangre, que dio un resultado normal, y desde el mismo día puse a la enferma a la dieta B. C. Perdió 5 1/2 kg. en la primera semana, 3 en la segunda y unos 3 k. en la tercera.

Partió para Filadelfia contentísima y deshaciéndose en alabanzas y bendiciones para mí y dejando magníficos regalos para las enfermeras y criados. Algo más tarde, mandó unas líneas diciendo que había mantenido la dieta hasta el día de la boda y había bajado 16 kg. de peso. Desde entonces no he sabido más de ella; quizás hoy esté leyendo estas líneas, en cuyo caso quisiera pedirle que no tomara como ofensa mi ligera ironía; en realidad ella fue la que me proporcionó la gran lección que no he olvidado jamás.

8. Queda resuelto un gran misterio

Fue después que hubo partido la dama de Filadelfia cuando realmente empecé a pensar en que, por paradójico que pareciera, una persona que comía de un kilo a un kilo y medio por día de nuestra dieta B. C. perdía más peso y de manera más constante que cuando se sometía al ayuno más riguroso.

Ordené a mi secretaria que reuniera las fichas de tratamiento de los últimos doce meses y las historias de los enfermos que habíamos tenido a ayuno completo (eran 152) y las de aquellos que se atenían a la dieta B. C. (que eran 206). Pudimos de ese modo comprobar que aquella ley se cumplía, invariablemente, con toda regularidad.

Quedaban aún por resolver en mi mente algunos interrogantes y problemas, de manera que encargué a uno de nuestros dietistas que hiciera la estadística de las fichas de peso de los enfermos desde enero de 1921, hasta la época de mi estudio. Aunque los médicos de la casa tenían la obligación de anotar detalladamente los datos en las fichas, hube de descartar cierto número de ellas de nuestra estadística por falta de datos exactos. Sin embargo, el nuevo principio permanecía, firme: la dieta B. C. hacía perder más peso que el ayuno absoluto.

Naturalmente, establecimos la comparación entre enfermos que tenían aproximadamente el mismo peso, y pronto se hizo patente que cuanto mayor era la acumulación de grasa en el cuerpo más grande era la pérdida de peso relativa en el grupo de pacientes alimentados con la aludida dieta pobre en hidratos de carbono.

Hay que tener en cuenta que el ayuno que nosotros prescribíamos no era absoluto, puesto que dábamos al enfermo jugo de fruta diluido a fin de prevenir la toxemia producida por la inanición. (Al lado de la supresión del alimento, también la toxemia o la fiebre ligera debida al hambre contribuyen a la pérdida de peso.)

Un paciente sometido a ayuno y con ligera actividad, pero libre de la toxemia de la inanición, perdía más o menos unos 330 gramos por día (2.500 calorías). El promedio de pérdida de peso en la dieta de siete días B. C., era de 450 g. por día si hacíamos el cálculo sobre todos los casos. Los grandes obesos perdían 600 g. por día y los mismos grandes obesos en inanición (pero sin toxemia) habrían perdido probablemente sólo unos 330 g. por día (gasto normal de energía).

Este estudio se iba haciendo, pues, profundamente interesante; ciertos principios admitidos en la práctica dietética estaban recibiendo un rudo golpe; creencias profundamente arraigadas entre los especialistas de la nutrición, quedaban destruidas, y principios firmemente establecidos por la ciencia de la nutrición eran desenmascarados como errores.

Teníamos, pues, que buscar una explicación a tales hechos.

La historia de mis investigaciones subsiguientes sería probablemente de gran interés para un estudioso de la nutrición, pero para el lector profano resultaría un intrincado laberinto de frases cabalísticas y palabras enrevesadas. Teníamos frente a nosotros un problema que no debía resolverse mediante tubos de ensayo y conejillos de Indias; más bien se trataba de hallar un principio fundamental que nos obligaba a una reflexión intensa.

Este camino nos conducía a la enmarañada selva virgen de todo lo que no conocíamos aún sobre el metabolismo de los alimentos. Había que volver hacia atrás y estudiar cómo se comportan los alimentos al ser quemados en el calorímetro; debíamos buscar el más mínimo indicio de luz que nos proporcionara algún conocimiento respecto al comportamiento del nitrógeno y de los elementos minerales alimenticios en el proceso del metabolismo.

El complejo problema de lo que llamamos cociente respiratorio en la química de la nutrición, nos ofrecía una cierta claridad, y los intrincados procesos del metabolismo del agua en el organismo nos proporcionaba otros preciosos indicios. Por extraño que parezca, el dato que nos fue más útil lo encontramos al estudiar los pasos sucesivos por los cuales una vaca fabrica mantequilla a partir del pasto que come.

Tuve que clasificar completamente de nuevo los alimentos. Los libros de texto dan aún el nombre de hidratos de carbono (almidones) a la lechuga, a los hongos y a medio centenar de otros alimentos que contienen mucha más agua que la leche y poquísimo almidón y azúcar. El hecho de que algunos capítulos de nuestras obras de texto sobre la ciencia de la alimentación deberían ser escritos de nuevo, quizás no pareciera interesante al lector. Sin embargo, es importante, pues constituye un hecho positivo que la dieta B. C. destruye la grasa, y el por qué y la manera como lo hace vienen a ser una especie de «Ábrete sésamo» en la lucha contra la obesidad.

Léase ahora muy cuidadosamente lo que sigue, porque la vigilancia de la gordura llevada del modo agradable y fácil que yo practico es un asunto que exige profundizar un poco en la química de los alimentos. Los principales puntos que hay que recordar son los siguientes:

Lavoisier nos enseñó que el alimento produce calor en el organismo. Lo que él no pudo descubrir después de habérsele cortado la cabeza, otros lo hicieron.

Un contemporáneo de Lavoisier, el flamante Conde de Rumford (nacido Ben Thomson, cerca de Woburn, Massachusetts, en 1753) inventó un instrumento para medir el calor: el calorímetro.

Para poder comparar los valores calóricos de un modo exacto, se escogió una unidad específica de calor, llamada caloría, del mismo modo que a cierta cantidad de agua se le llama un litro, o a una determinada cantidad de harina o de arroz se le llama un kilo.

Así, pues, desde la época de Rumford, los hombres de ciencia se han ocupado en medir la cantidad de calor que pueden proporcionar los alimentos y han expresado este calor en tantas o cuantas calorías. Conociendo esto, podemos saber que una lonja de panceta es capaz de darnos calor orgánico suficiente para procurarnos el fervor entusiasta de una discusión política, y que un par de plantas de apio nos proporcionaría frescura suficiente para dejar chiquito a un audaz especulador.

Muchos años después de Rumford, un precoz y entrometido inglés, James Prescott Joule, demostró (en 1843, cuando tenía 25 años) que la fuerza mecánica tiene su equivalente exacto en calor. Así, pues, una caloría es también una medida definida de energía, y podemos presumir que el calor que afiebra la frente de un enamorado es capaz de dar también fuerza y ligereza a sus piernas, si un papá encolerizado le grita un estentóreo «¡¡Váyase de aquí y no vuelva!!»

Dos años después de la interesantísima contribución a la ciencia del joven Joule, un estirado prusiano de Potsdam, Herman Ludwig Ferdinand von Helmholtz, demostró que toda forma de energía puede ser transformada en otra, y que la suma total de la energía del Universo es constante.

Encontramos, pues, aplicando esta ley, que ciertas curvas de la papada pueden interpretarse simplemente como el almacenaje de un paseo de diez kilómetros; de modo que si uno quiere disminuir sus perfiles curvilíneos no tiene más que emprender una buena caminata. La energía que se utiliza en ella proviene de la combustión de la grasa propia del cuerpo. (Sólo nos resta desear que esta grasa gastada sea precisamente la de la papada.)

Vamos a recapitular, pues, lo anterior. La energía orgánica y el calor del cuerpo se deben a los alimentos. El calor y la energía que no se utilizan los acumulamos en forma de grasa. De esto se deduce, que si los que somos lipofílicos comemos más alimentos formadores de grasa de lo que podemos utilizar, el suplemento se acumulará como gordura, ya en forma de abundantes mofletes o como aumento de la prominencia abdominal.

Todo esto nos explica el por qué mis pacientes, comiendo un kilo y medio de alimentos por día con la dieta B. C., perdían más peso que los que estaban ayunando.

Aquí está, en forma simple, la explicación de esta paradoja.

La digestión del alimento exige un gasto de energía y calor del cuerpo. Cuando usted come un bistec de ternera, sus dientes tienen que masticarlo, los músculos esofágicos tienen que llevar el bolo alimenticio hacia el estómago, en donde son mezclados y revueltos de aquí para allá durante varias horas, entretanto las diversas glándulas segregan fermentos que sirven para digerirlos parcialmente.

Más adelante, cinco metros más o menos de intestino van a moldear progresivamente lo que antes fuera un apetitoso asado, y un pequeño número de otros jugos digestivos se encargan de transformar el material primitivo en formas químicas mucho más simples.

Finalmente, unas pequeñísimas bombas de succión llevarán algo de la substancia de la carne digerida al sistema linfático del cuerpo, para su utilización posterior; las células sanguíneas, con toda paciencia, cargarán con una microscópica porción, y la llevarán hacia las células hambrientas de todo el territorio del cuerpo humano.

El hígado, el bazo y el páncreas, desempeñarán un cierto papel en este proceso, y el corazón tendrá que latir con un poco más de fuerza para que todas estas funciones puedan llevarse a cabo. También el pulmón deberá absorber mayor cantidad de aire, por el simple hecho de haber comido un bistec. Para todas estas acciones habrá que utilizar una considerable cantidad de calor y energía (calorías), lo mismo para la masticación que para la digestión y la asimilación del alimento ingerido.

No existe, por ahora, manera fácil de calcular exactamente el valor en calorías o la energía que determinada persona deberá usar para metabolizar un bistec. El gasto calórico variará con cada individuo, puesto que no todos nos comportamos a este respecto del mismo modo.

Sabemos, no obstante, que no se necesita ni con mucho tanta energía calórica para digerir la carne, como la que ella misma nos brinda, de manera que siempre vamos ganando calorías en la transacción.

Pongamos un ejemplo: 120 gramos de carne pueden proporcionar más o menos 200 calorías; si suponemos, a fin de que la cosa sea sencilla, que el término medio de las personas emplea unas 25 calorías de la energía orgánica en preparar esta carne para su utilización en el cuerpo, éste ganó en el cambio unas 175 calorías. Ahora bien, si este excedente lo utilizamos en el ejercicio, el trabajo, el sueño o el juego, todo irá bien, pero si no lo gastamos tendremos que almacenarlo en forma de grasa.

Tomemos en cambio ahora el proceso metabólico de la misma cantidad en peso en espinacas. Todos los procesos empleados en la digestión de la carne tienen que utilizarse también para esta verdura; deben reproducirse en el organismo los mismos procesos de la marcha digestiva, tanto físicos como químicos, o por lo menos no habrá en ellos una gran diferencia. El gasto metabólico de calor o energía corporal para la digestión de 120 gramos de espinacas es tan grande, pues, como el que se necesita emplear para 120 gramos de carne.

En realidad, el costo calórico de la digestión de la espinaca puede ser hasta algo mayor por su contenido en substancias minerales y materiales de desecho. (En cambio, prácticamente, no se necesita gasto metabólico para la digestión del azúcar y del alcohol, y esto hay que recordarlo cuidadosamente.)

Los 120 gr. de espinacas cocidas suministran al cuerpo unas 17 calorías de energía; si usamos el mismo número arbitrario que hemos fijado para la carne y consideramos que la digestión de la misma cuesta al cuerpo 25 calorías, nos encontraremos con que el individuo que coma espinacas habrá sufrido una pérdida de calor, y por lo tanto de energía, que llega a sumar unas 8 calorías.

¿De dónde proceden estas calorías extras de energía? El cuerpo no puede encontrarlas en las espinacas, de modo que tiene que obtenerlas de la grasa almacenada en el cuerpo.

De este modo, el que comiera solamente espinacas acusaría una pérdida real de peso (calorías). Existen muchos alimentos de la misma naturaleza, y naturalmente son muy útiles en las dietas de adelgazamiento o reducción.

En cuanto hube llegado a este hecho fundamental del comportamiento metabólico de ciertos alimentos, se me hizo naturalmente necesario encontrar un término adecuado para su designación, y escogí, para ello, el de «alimentos catabólicos».

El metabolismo orgánico se compone de dos tipos distintos de actividad: uno de ellos lo constituye el desmoronamiento y destrucción de los tejidos, que llamamos «catabolismo»; el otro, se compone de la formación de tejidos nuevos o reconstrucción de los ya existentes, y se llama «anabolismo».

Durante la juventud, el organismo crece y se desarrolla, y por lo tanto el anabolismo en esta época es mayor que el catabolismo.

Si ciertos alimentos acarrean una pérdida de la grasa del cuerpo, pueden sin duda llamarse alimentos catabólicos, puesto que el proceso de perder peso es un proceso catabólico; en cambio, cuando se añade grasa al organismo, estamos en presencia de un proceso anabólico, y los alimentos que cumplen esta función pueden llamarse con todo derecho alimentos anabólicos.

Una vez que se ha cumplido el proceso del desarrollo y el crecimiento, se igualan los procesos anabólicos con los catabólicos; el cuerpo humano, entonces, mantiene un statu quo, y no crece, ni aumenta de peso. En los últimos años de la vida, aumenta el proceso del catabolismo, los tejidos se retraen y el peso se hace menor.

Hablando en general, la persona que engorda es porque recibe una cantidad excesivamente generosa de alimentos anabólicos. Si el anabolismo pudiera ser mantenido algo más bajo o quedar al mismo nivel del catabolismo, el peso del cuerpo se mantendría constantemente igual. Esto es precisamente lo que sucede en muchas personas que pueden tenerse por sumamente afortunadas.

Es de desear para toda persona que tenga un peso excesivo, que su catabolismo aumente hasta que su peso vuelva a ser normal.

Cuando nos convencimos de que algunos alimentos eran decisivamente catabólicos, comprendimos que habíamos encontrado un arma altamente efectiva para regular el metabolismo. Así, pues, el programa que nos propusimos luego fue la clasificación de los alimentos en las dos clases de anabólicos y catabólicos. A la primera impresión, puede parecer raro que algunos alimentos realmente sirvan para quitar peso, pero cuando los hechos se aprecian debidamente, ello se hace muy comprensible, pues algunos de los alimentos tienen ciertos fines específicos en la nutrición. Nos proporcionan minerales en pequeña cantidad, pero vitalmente necesarios, o bien cantidades extraordinarias de alguna vitamina. La naturaleza parece haberse propuesto esto; por ejemplo, la espinaca nos proporciona una cantidad relativamente grande de Vitamina A, hierro y otros minerales, si tenemos en cuenta su alto tenor en agua y el pequeño porcentaje de substancias sólidas.

La naturaleza parece querer expresamente que el organismo gaste una energía extraordinaria, para extraer de las substancias alimenticias estos preciosos materiales, de manera que un alimento catabólico, aunque nos cueste un poco de grasa y algo de energía de más, extraída del organismo, nos da realmente una compensación valiosa en forma de minerales y de vitaminas. Parece que la naturaleza tuviera el capricho de hacernos trabajar enérgicamente para obtener las preciosas substancias que se hallan contenidas en el alimento.

El estudio y la consideración atenta de los alimentos catabólicos, demostró que se trataba principalmente de aquellos que contienen una alta proporción de agua, como, por ejemplo: el cohombro, que tiene un 96 %, o el repollo, con un 94 %. Los 75 alimentos catabólicos realmente excelentes, en encuentran en la clase de los llamados alimentos protectores, es decir, aquellos que son extraordinariamente ricos en sales minerales y en vitaminas: los alimentos «saludables».

Esto fue verdaderamente un golpe de suerte; teníamos, pues, que precisamente aquellos alimentos que nos daban cantidades importantes de vitaminas y minerales coincidían en ser los mismos que eran capaces de producir el adelgazamiento.

Una persona que tenga 9 kilos de peso de más, posee 70000 calorías almacenadas en forma de grasa; podría vivir durante 35 días sin tomar alimento alguno (excepto agua) y aun llevar a cabo un trabajo moderado; por lo tanto, podría parecer decididamente provechoso para tal persona mantenerse en la inanición y utilizar parte de la grasa que tiene en exceso; pero, hasta aquellas personas que tienen un peso muy por encima del normal, es necesario que coman, puesto que el alimento les provee de otros factores absolutamente necesarios para la vida, es decir, vitaminas, minerales, proteínas, etc., etc. Así, pues, debemos comer hasta cuando nos proponemos adelgazar.

Un estudio más detallado de los alimentos catabólicos demostró que tenían aun algo más que sales minerales y vitaminas. Muchos de ellos eran alimentos capaces de proveer al organismo de substancias alcalinas muy útiles para contrarrestar los residuos ácidos que resultan de la destrucción de la grasa del cuerpo. Por añadidura, algunos de los alimentos catabólicos eran extraordinariamente ricos en aquellos factores nutritivos que ejercen una influencia favorable sobre las glándulas de secreción interna.

Los alimentos catabólicos, como podíamos esperar, son todos muy bajos en su valor calórico. Cuando decidimos calcular el valor calórico diario de nuestra dieta B. C., o de su modificación que vino a componer definitivamente la dieta de reducción, nos encontramos con que un kilo y medio de alimentos sumaba solamente alrededor de seiscientas calorías por término medio.

Esta era una conclusión verdaderamente revolucionaria. Muchos dietéticos sostenían que era imposible mantener la vida de un adulto proporcionándole solamente una dieta de 600 calorías, mas nosotros estábamos seguros de que ello era posible. Efectivamente, durante 20 años, una gran cantidad de enfermos habían vivido durante semanas y meses y habían, además, mejorado de sus dolencias, ateniéndose a la dieta B. C. Algunos de ellos se habían curado con ella de serias enfermedades, a pesar de su bajo valor calórico. El caso de la ya mencionada señora de Filadelfia nos condujo, pues, a esta extraordinaria conclusión: *poseíamos una dieta de adelgazamiento de 600 calorías por día.* Sin embargo, nosotros generalmente recomendamos algunas más.

Fíjense bien, pues, en la importancia de este descubrimiento: primero y principal: poseíamos una dieta terapéutica que había curado enfermos. Segundo: para perder grasa eficientemente con esta dieta, hay que comer, no permanecer en ayuno como muchos piensan. Pero hay algo más; no sólo hay que comer, sino que hay que consumir grandes cantidades de alimentos catabólicos para perder peso rápidamente. Comer grandes cantidades de alimentos para perder peso es algo sorprendentemente nuevo para los gordos, pero es exacto.

Si la palabra catabólico resulta extraña para el lector puede llamar a los alimentos catabólicos alimentos "reductores", si lo prefiere. Esto es, precisamente, lo que son. También pueden llamarse alimentos "negativos" y en este caso podríamos llamar alimentos

"positivos" a aquellos que ayudan a aumentar de peso. En mi continua lucha con el «diablo de la gordura», acostumbro a emplear una manera curiosa de anotar los resultados. Empleo puntos en lugar de calorías y de este modo sé que tengo más o menos 1800 puntos a mi favor para el consumo del día.

Un hombre de mi peso y actividad necesita unas 1800 calorías por día para vivir. Si yo, por ejemplo, que soy lipofílico, como más de 1800 calorías por día, iré almacenando grasa, y en cuanto me vaya haciendo más viejo y el ritmo de mi metabolismo disminuya, incluso aquellas 1800 calorías serán demasiadas para mí.

Ahora bien, si yo comiera 1800 puntos de alimentos «positivos» me mantendría exactamente en mi peso, pero cada vez que consumo un alimento «negativo» (catabólico), estoy combatiendo en la misma proporción la gordura por aquel día. No sólo no he añadido calorías a las que debo consumir, sino, que, en efecto, le he quitado algunas.

Véase si esto no resulta un juego agradable. ¿Entienden ustedes, ahora, por qué ya no tengo quebraderos de cabeza respecto a mi gordura, sino que más bien hago una diversión de la lucha contra mi exceso de peso? La partida es mucho más interesante que el bridge y las ganancias son más altas.

Algunos días como hasta seis platos de alimentos reductores y sólo dos de alimentos anabólicos. De este modo, en otras ocasiones, me puedo dar el gustazo de comer un poco más de estos últimos. No tengo que hacer otra cosa que recordarlo al día siguiente.

Si algún día me da el capricho de comer un plato rico en calorías, combato luego al «diablo de la gordura» compensándolo con una mayor cantidad de alimentos catabólicos en los otros platos.

Es necesario conocer los alimentos en este sistema de control de peso; es necesario conocer algo de mi sistema de juego, para que ustedes puedan jugarlo también y ganar siempre, como yo.

9. Encontramos un régimen reductor

Si así lo desea el lector, puede consultar desde ahora las tablas de calorías que se encuentran al final de este libro; preferiría, sin embargo, que no lo hiciera, puesto que el aprender cuidadosamente el valor calórico de los alimentos puede que no sea tan útil para adelgazar como se supone en teoría. Creo que sería mucho mejor que recogiese aquí y allá los materiales en los próximos capítulos, y que considere los alimentos en general.

Sabemos ya ahora que el secreto para adelgazar es comer la clase de alimentos apropiada. Ya hemos indicado, asimismo, al lector, que la tarea de reducir el peso no consiste en mantenerse en la inanición ni en disminuir las comidas a la mitad. Y, sobre todo, ya sabes, lector, que los alimentos no son tus enemigos y, por lo tanto, desde ahora no tienes por qué asustarte de comer. En realidad, según nuestro axioma, más bien debiera ser lo contrario; hay que comer grandes cantidades de alimentos catabólicos para adelgazar.

El lector puede igualmente estar de acuerdo en que tenemos esperanzas de curar al individuo lipofílico de sus deficiencias, por el procedimiento de volver a una relación normal entre el catabolismo y el anabolismo. Al elegir nuestros alimentos, podemos influir en el metabolismo de la grasa, mientras sus perturbaciones se hallan aún en un estadio funcional.

En general, los alimentos son nuestros amigos, nuestros mejores y más fieles amigos. Ellos nos dan la vida y la salud, y yo creo que no existe ni un solo alimento que no pueda contribuir en algo a valorizar la dieta del hombre. Los alimentos, sin embargo, igual que las personas, son individualistas; hasta un grano de trigo es diferente a otro.

Los alimentos tienen virtudes y defectos bien definidos; necesitamos algunos de ellos por tal o cual propiedad y algunos otros por una propiedad distinta. Algunos alimentos son apropiados para nosotros, y otros lo son para otras personas. Del mismo modo que un hombre de negocios o un hombre de ciencia necesitan seleccionar sus amistades entre diferentes grupos de personas para legar al éxito, así los lipofílicos debemos escoger nuestros alimentos con todo conocimiento de causa.

Los alimentos catabólicos son para nosotros incomparablemente mejores amigos que los otros alimentos. Hay que cultivar constantemente su buena compañía. Cada uno de nosotros es influido en su aspecto general y en toda su vida por la compañía alimentaria que elige como amiga.

La dificultad más grande para reducir de peso, según la opinión de la mayoría de las personas gordas, es el hecho de que muchas personas tienen que comer constantemente en los restaurantes y la mayor parte de nosotros tenemos que comer, no sólo en los restaurantes, sino también en casa de nuestros amigos. Así, pues, como que ahora habremos de tratar de los alimentos, tendremos el cuidado de considerarlos conservando fija en la mente la idea de que podremos usar de ellos en el restaurante.

Ensaladas

Este es el don más generoso que la naturaleza nos ha procurado a los gordos. En primer lugar, los ingredientes que forman la ensalada son de los mejores y más agradables con los cuales podemos combatir la gordura. Además de esto constituye la forma más agradable de obtener las vitaminas que necesitamos para nuestra salud. El método de tomar las vitaminas en forma de píldoras va bien cuando es aplicable, pero no vamos a ir muy lejos con ellas. Hay importantísimas vitaminas que aún no podemos obtener por medio de la síntesis química, y seguramente existen aún muchas más vitaminas por descubrir que las que han sido descubiertas hasta ahora. Ahora bien, la naturaleza las ha dispuesto todas en los diversos alimentos.

Las vitaminas actúan asociadas para producir resultados apropiados, del mismo modo que determinadas notas de un piano, al tocarlas juntas, producen un acorde musical. Por otra parte, los minerales contenidos en las verduras mejoran y refuerzan el efecto de las vitaminas, constituyendo todo ello un intrincado mecanismo que, en su mayor parte, la naturaleza continúa manteniendo velado a pesar de los ataques resistentes de la ciencia.

Entre las vitaminas que contienen las ensaladas, es una de las más importantes la vitamina C, cuyas virtudes son numerosas. Es casi seguro que cuatro de cada cinco personas atacadas de piorrea lo deben a que no introducen en su organismo suficiente cantidad de vitamina C. Además, como se sabe, si una persona se halla completamente desprovista de vitamina C, se le presenta la enfermedad llamada escorbuto, y cuando la vitamina C falta parcialmente en la ración diaria de nuestros alimentos, puede desarrollarse un escorbuto también parcial.

Gracias a las facilidades modernas para la distribución de los alimentos y al progreso de los conocimientos científicos, el escorbuto auténtico puede considerarse actualmente como una rareza. Sin embargo, de cuando en cuando, y especialmente a bordo de los buques a vela, se desarrolla la cruel plaga con más frecuencia de lo que podríamos pensar. Ordinariamente, el primer signo suele ser el sangramiento de las encías. Antiguamente las tripulaciones de los barcos eran presa de verdadero pánico, e incluso se habían producido motines cuando algún rudo marinero observaba una mancha de sangre en el pedazo de galleta que estaba comiendo otro marinero, y empezaban los gritos de: «¡El escorbuto! ¡Está aquí el escorbuto!»

La vitamina C, además, ayuda a prevenir los resfríos, los catarros y una serie de afecciones de la misma índole. Si no comiéramos ensaladas más que por esta razón, ya serían de un inmenso valor. Pero además de la gran riqueza que tienen en vitamina C, hay que tener en cuenta que las ensaladas adelgazan. En la lista de los alimentos destructores de grasa, los mejores son los vegetales empleados en la ensalada, tales como la lechuga, los repollos y los tomates. Todas son enemigas y enemigos muy respetados del diablo de la gordura.

El placer de comer una ensalada depende mucho del cuidado y de la habilidad con que está preparada. El condimentar una ensalada es un verdadero arte. Los vegetales para preparar la ensalada deben ser tiernos y frescos como el rocío de la mañana. Los condimentos que se le añaden son lo más importantes de todo; un ligero toque con el aromático ajo es utilísimo, y para «aquellos que ya sabemos» muy poco aceite o absolutamente nada. Por razones que se apoyan en nuestros conocimientos de la nutrición, preferimos el jugo de limón al vinagre, pues además de tener un gusto más agradable, es uno de los elementos culinarios más ricos en vitamina C.

Si uno logra acostumbrarse a hacerse servir una ensalada como primer plato de la comida principal del día, puede decirse que verdaderamente es como si se hubiera puesto las botas de siete leguas en la carrera contra el diablo gordo. En primer lugar, esta es la manera de comer una ensalada si quiere apreciarse y gozar de las delicadezas de su gusto y aroma. Y esta cuestión del aroma es importante para nosotros los gordos, porque nosotros deberíamos procurar obtener el mayor placer de cada partícula de alimento que estamos en condiciones de comer. Desgraciadamente, ya sabemos que hay numerosas variedades de comida agradables de las cuales nos tenemos que privar.

Hay otra razón para comer la ensalada en el primer lugar de nuestras principales comidas, pues así se pierde la mala costumbre de empezar a comer pan con mantequilla en cuanto nos sentamos a la mesa; suficientemente pernicioso es el hecho de que no sólo comemos pan con mantequilla antes de la comida, sino también entre los diferentes platos.

En el caso de que uno tenga mucho apetito (y no precisamente en nuestra casa, donde tendremos el cuidado de haber dispuesto que la ensalada sea servida automáticamente como primer plato), debemos acostumbrarnos a pedir al mozo que traiga un poco de apio y tomate para entretenernos mientras estudiamos el menú. Así suelo hacerlo yo, y mientras mis compañeros de mesa están matando el hambre con pan y mantequilla y discutiendo lo que pedirán, yo lenta y deliberadamente me estoy entreteniendo con el apio, las rodajas de tomate o cualquier otra «golosina» por el estilo.

Indudablemente, el comer la ensalada primero que nada es una buena idea.

Sopas

Las sopas no representan realmente un problema para nosotros los lipofílicos; por el contrario, son una valiosa ayuda. Siempre se encuentra un consomé o cualquier otra sopa clara en los menús del restaurante, y si estas sopas son un poco complicadas, podemos pedir al mozo que nos la sirva muy clarita. Algunas veces, como es natural, el menú es limitado. Puede ser muy bien que sólo tengan en el restaurante una o dos sopas del tipo suculento, espeso y sustancioso; entonces, no hay más remedio que tocar retirada, porque una sopa grasa es una cosa que, precisamente, engorda mucho.

Los caldos no engordan ciertamente, pero algunas veces son demasiado salados, lo cual tampoco es útil. La sopa clara de caldo de pollo, y otras varias sopas claras, son agradables al gusto y no ayudan a engordar. Sin embargo, hay que tener cuidado con los caldos demasiado grasos. Si en el caldo os sirven arroz o pastas, debemos dejarlas tranquilamente de lado en el plato, pues nos podrían recargar con diez calorías que equivalen a una rápida caminata de diez minutos para gastarlas.

La sopa juliana, envasada o fresca, es más reductora que el caldo, pues los vegetales tienen un valor negativo.

Las sopas que más hay que evitar son: la sopa de setas, que es muy rica en calorías; la sopa de porotos (diez veces más grasa que la juliana); la de arvejas, que es un sutil enemigo, y la sopa de tomate que es un lobo con piel de carnero porque de ordinario se le añade harina. La sopa de mejillones, la de cola de vaca y la de pimientos pueden tolerarse si se sirven muy claras.

Las sopas grasas, lo mismo de conserva que preparadas en casa, pueden arreglarse del modo siguiente: Se las pone en la heladera, donde la grasa forma una capa espesa, siendo entonces muy fácil quitarla y ponerla en la sopa de la familia restante. Luego la sopa para usted se sirve desgrasada, pero conservando todo el sabor.

Pastelitos, Galletitas, etc.

Algunos de ellos de apariencia extraordinariamente inocente son, sin embargo, verdaderas tentaciones. Aunque algunas veces son tan esponjosos que parecen llenos de aire resultan, sin embargo, peligrosos para el obeso, pues están hechos de harina, y, aunque un par de ellos no representan sino un número insignificante de calorías, en cambio son tan agradables al paladar que es difícil detenerse cuando se ha empezado a probarlos. Más aun, se tiene la falsa impresión de que comiéndolos no se come tanto pan. Media docena de ellos representan sin embargo unas 80 calorías, lo cual es excesivo.

Todos ellos, como quiera que se llamen en el comercio, son parecidos y por lo tanto hay que ser precavido. Si son de pasta seca puede muy bien suceder que inconscientemente hayamos desmenuzado unos cuantos, y los hayamos echado en la sopa, y menos mal si no lo hemos embadurnado con un poco de mantequilla, que los hace tan gustosos, pero que aumenta en gran modo su valor calórico. Igual podríamos decir de toda pasta seca.

Pan

Nosotros, los gordos, deberíamos elevar una ferviente plegaria para que los fabricantes de pan disminuyeran un poco su celo en propagar su mercancía. Los gordos también tenemos derecho a vivir la vida.

Sabemos, tan bien como ellos, que el consumo de pan ha disminuido mucho en los últimos años; sabemos también que ello ha perjudicado grandemente a todos los que viven de esa industria, incluso al campesino.

Pero sabemos también que hay muchas otras industrias de la alimentación que no han iniciado aún su desarrollo y que los campesinos norteamericanos pueden cultivar muchas otras cosas además del trigo y avena y el centeno, en sus tierras de labor. La mayor parte de la tierra de cultivo del país está dedicada a los cereales y existe una verdadera inundación de granos en el mercado, tanto que llega a peligrar nuestra economía rural.

Los productores de naranjas, por ejemplo, han logrado crear un ambiente de atracción para esta fruta; el consumo de lechuga ha aumentado el 1.500 por ciento en los últimos 20 años. Mejorando los métodos de distribución y transporte, así como la congelación rápida, no habría problema para aumentar enormemente la demanda de los excelentes alimentos que puede producir la huerta.

Personalmente yo estoy convencido que con emplear unos pocos millones en la propaganda de las especiales virtudes de los suculentos productos que se pueden cultivar en la huerta, no habría dificultad en colocar entre el público norteamericano una enorme cantidad de los mismos. Sería esto, una manera muy sana de alimentarse; opino que la gente consumiría gustosamente estos alimentos una vez que se le hubiera enseñado la gran ventaja que reporta para la salud una alimentación equilibrada.

Si el público norteamericano consumiera un régimen bien equilibrado, es decir, solamente la leche, frutas, ensaladas y verduras necesarias para sostener un standard nutritivo mínimo, las entradas de los campesinos aumentarían por lo menos en 3.000.000.000 de dólares por año. Además de esto, se ocuparía un poco más de tierra en cultivos de la que se utiliza ahora.

Vamos a tratar, pues, después de esta introducción, de las diversas variedades de pan. No hagamos confusiones, de todos modos: el pan es indudablemente un alimento muy útil. Personalmente me gustaría mucho poder consumirlo con provecho, pero francamente no me siento inclinado a criar más grasa; una rebanada o dos por día es todo lo que puedo permitirme en mi lucha contra el diablo de la gordura.

El pan engorda a los lipofílicos y, retuérzase como se quiera la significación de las palabras, no se puede cambiar la verdad de este hecho.

Antiguamente el pan ocupaba entre los alimentos un lugar de privilegio que ha ido perdiendo progresivamente; hoy no puede ya decirse como antes que «con el nombre de pan se entiende todo lo demás». Por un lado, porque ha perdido mucho valor al hacérsele más refinado y, además, porque hoy existe una mayor variedad de alimentos que en el pasado. Así, pues, los lipofílicos debemos considerar el pan como uno de nuestros peores enemigos. Sin embargo, el pan tiene un sabor muy agradable y debemos consumir un poco, naturalmente, de cuando en cuando. Veamos, pues, la mejor manera de hacerlo.

El pan es un terrible enemigo: un solo panecillo de tamaño no muy grande puede sumar alrededor de 275 calorías; si usted le añade la mantequilla que le corresponde y que lo hace tan sabroso, con facilidad se va a 100 calorías más. ¿Y qué diremos si se le «matiza» aun con una cucharada de mermelada? Pongámosle 75 calorías más. Ahí tiene usted el resultado. ¿Cuánto le va a costar el darse ese gusto?

Hay diferencias insignificantes en el valor calórico de las diferentes clases de pan. Por más que parezca extraño, el pan completo, ya de trigo, ya de centeno, tiene todavía algunas calorías más que el pan blanco. Pero discutir estas diferencias sería como preocuparse de una tempestad en un vaso de agua, pues la diferencia es tan pequeña que no vale la pena hablar de ella, si se exceptúa el plan de gluten, que representa solamente los dos tercios de calorías en el mismo peso.

Una pequeña rebanada de pan equivale a unas 60 o 65 calorías. Esto no es mucho, y si los gordos pudieran limitarse a una o dos en cada comida, no habría gran mal en ello. Hay que guardarse, sin embargo, de la tentación de ponerle mantequilla. Personalmente no encuentro mayor gusto en comer pan sin mantequilla, lo encuentro soso y poco apetitoso, pero es precisamente la costumbre de ponerle mantequilla, el temible enemigo con quien tenemos que luchar los lipofílicos.

No sé por qué misteriosa razón muchas personas creen que los bastoncitos de pan son más inofensivos que el pan usual, pero esto no es cierto. Incluso las delgadas galletitas que parecen de cartón contienen una cantidad enorme de calorías. Una galleta seca posee a menudo 150 calorías, el doble de una rebanadita de pan. Otro engaño resulta del hecho de que sean completamente insípidas, pues, precisamente por esto, hay que cargarlas de mantequilla para poder comerlas; de modo que es preferible comer un poco de pan.

Otra tentación frecuente son los bizcochos caseros; suelen ser tan agradables y se comen con tanta facilidad que sería un milagro que no nos pasásemos de la raya, y hay que tener en cuenta que muchas veces para hacer un par de docenas de bizcochos nuestras dueñas de casa emplean ingredientes que no bajan de las 1.200 calorías; con comer un par de ellos (y no demasiado grandes) nos vamos en seguida a las 100 calorías. Y esto no estaría mal del todo si no fuera porque los bizcochos vinieron al mundo con el fin de que se les pusiera encima una capa de mantequilla y una o dos cucharadas de dulce. Veamos pues la poca confianza que se les puede tener a tan tentadores diablillos.

Tortas y Pasteles

Los pasteles son como los Mata-Hari de los alimentos, pero como algunos son mucho más malos que otros, conviene enterarse de cuál es el menos malo. Después de todo, uno tiene que comer un pedazo de pastel alguna vez en la vida.

Si se tiene el cuidado de quitar la corteza azucarada y dejarla en el plato u ofrecerla al comensal vecino de mesa, esto ayudará un poco a disminuir la gravedad de la cosa. Gracias a su contenido en mantequilla, azúcar, crema de leche, huevos, chocolate o lo que sea, la capa azucarada que les ponen de adorno a los pasteles tiene una buena cantidad de calorías. Con todo, será mejor escoger siempre un pastel que no tenga esa capa. La diferencia entre un pastel recubierto de chocolate y un pastel sencillo es considerable: la capa de chocolate tiene 250 calorías, y la torta propiamente dicha, solamente 180, considerando una porción ordinaria.

La torta con pasas, semejante al pan de Navidad, es un poco menos rica debido al espacio que ocupan las pasas, por lo que no engorda tanto. Una porción usual de pan de Navidad tiene 165 calorías; en cambio, una torta de nuez que tenga muy pocas nueces alcanza fácilmente las 190 calorías.

Hablando «calóricamente» los pasteles son detestables para el lipofílico; cuanto más nos ocupáramos de ellos, más veríamos lo malos que son. En resumen, puede decirse que el mejor pastel, o el menos malo, es el más sencillo o el que contiene menos harina y más clara de huevo.

Cafés y Confiterías

El gordo que se mete en un café o en una confitería, especialmente cuando los mozos son demasiado amables, es como Daniel cuando se metió en la cueva de los leones. Es indudable que todos nos hemos encontrado con ejemplares del gremio de mozos de confitería, que tienen una gracia especial para presentarle a uno un helado de chocolate verdaderamente tentador, hasta para el paladar de una reina. Y nada digamos de cómo mezclan los cócteles, y la cantidad de calorías que pueden meter en ellos. Tampoco tienen ningún remordimiento de conciencia cuando coronan su obra de arte con una buena porción de crema Chantilly.

Consideremos, por ejemplo, la leche malteada:

Leche malteada	2 cucharadas soperas	70 calorías
Chocolate	60 gramos	325 calorías
Helado de crema	1 cucharón	170 calorías
Leche	120 gramos	85 calorías
		TOTAL 650 calorías

No se vaya a creer que exagero el número de calorías. En muchas confiterías yo he visto leches malteadas aún más ricas en valor calórico.

En cuanto usted entra en una confitería, donde el apetito se despierta rápidamente, lo mejor que se puede pedir es un simple helado de crema. Es agradable, y apetitoso en cuanto a su gusto, a pesar de que tiene muchas calorías. De todos modos, en la cuestión de los helados pasa casi lo mismo que con los pasteles; cuando se les añade alguna fruta disminuyen un poco en calorías, porque la fruta ocupa una parte del espacio. En cambio, si se añaden avellanas o nueces, el valor calórico aumenta porque las nueces y toda clase de fruta de esa especie engordan mucho. El helado de chocolate es mucho más rico en calorías que el simple helado de crema.

Cuando a los helados se les añaden confituras o dulces de fresas o cualquier otra cosa semejante, las calorías se van en seguida a 500 o más.

En conjunto, pues, en las confiterías el gordo no puede pedir más que helados simples de crema o de fruta, o alguna bebida como la Coca-Cola, que contiene únicamente 60 calorías aproximadamente por botella. El gordo que quiere ser realmente elegante (con un pequeño toque de espartano), pide una limonada, una naranja exprimida, leche, jugo de tomate o cualquier otra bebida del mismo tipo.

Bocadillos

Sí hiciéramos una lista de los bocadillos que el ingenio moderno ha producido para deleite del paladar, tendríamos que llenar casi todo el libro. Estas trampas tentadoras, para nosotros los lipofílicos, se encuentran en todas partes. A cualquier sitio que dirijáis la vista, encontraréis galletitas, papas fritas, avellanas, nueces, maní, flores de maíz, etc., etc., que nos incitan en todo momento a que desistamos de nuestra lucha contra la gordura. Todos ellos engordan; tengámoslo pues de lado.

Entre los diferentes granos que se nos ofrecen con los bocadillos, quizá el menos rico en grasa –y lo es mucho– es el maní. En cambio, los piñones, las avellanas, las nueces, las nueces brasileñas y las almendras lo son bastante más.

El mejor de todos los bocadillos respecto a la gordura, es quizás la flor del maíz (maíz asado). Su valor intrínseco en calorías es menor al de los otros, y parte del maíz es imposible de digerir, pero en cambio presenta el inconveniente de que para que tenga un poco de gusto es necesario ponerle un poco de sal y mantequilla. En conjunto, esa serie de bocadillos es un hato de terribles diablos aliados al demonio de la gordura.

Entremeses

Como se comprende, hay entremeses de diversa calidad. Todos ellos nos desarman por su aspecto apetitoso y por lo agradables que aparecen a la vista, pero algunos de ellos son enormemente peligrosos para los gordos.

Consideremos, por ejemplo, las agradables salchichas de Frankfurt. Parece que debemos tenerlas poco en cuenta, pero cada 30 gramos de este agradable pasatiempo representan unas 75 calorías y es muy fácil comerse los 30 gramos: ¡en cuanto uno las prueba le dan ganas de repetir!

Las pequeñas salchichas de cerdo son, realmente, algo más grave. Alcanzan a 150 calorías por cada 30 gramos y con ser bastante ricas por sí solas, ahora los amigos del diablo de la gordura han empezado a tomar la costumbre de envolverlas con una tira de panceta. Esto significa un doble trastorno, pues cada tira de panceta tiene más o menos 130 calorías.

Otros tipos de salchichas, como la de hígado, tienen simplemente valores enormes en calorías; es verdad que las cortan en rodajitas delgadas, pero no hay nadie que se conforme con una sola rodajita. Todos estos tipos de salchichas están alrededor de las 150 a 180 calorías por 30 g., lo que sin duda no es una bicoca.

Luego siguen las aceitunas. Una aceituna verde de tipo ordinario significa 15 calorías, pero si la envolvemos en una tirita de panceta y la sujetamos con un escarbadientes, tentaría a un santo; y ahí está, linda y provocadora, recubierta por otras 75 calorías.

Los distintos tipos de sardinas y arenques ahumados son generalmente muy gordos, aunque el salmón ahumado sobrepasa a todos los demás; a menos que nuestro amigo haya sido suficientemente considerado para proveerse de un poco de merluza ahumada (lo cual se ve raramente), es mejor que nos dirijamos al apio en lugar del pescado.

El caviar no es tan malo como se podría pensar; una cucharita de las de té, sólo tiene unas 25 calorías, y considerando el gran valor en grasa de los otros entremeses, esto no es mucho. ¡Lo malo es que nunca hay gran abundancia de caviar!

Los otros ocupantes de la bandeja están usualmente compuestos con queso cremoso y a veces también la mayonesa representa su papel en el menú. Es un tema incómodo para el gordo repasar, aun mentalmente, la lista de los entremeses. Lo mejor de todo es fortificarse heroicamente detrás de los rabanitos y del apio, si es que por casualidad los han traído. Si no se encuentran en la mesa, entonces hay que poner la fuerza de voluntad a todo vapor. ¡¡Háganlo si pueden!!

Bombones

Hay toda una legión de tipos de bombones, y se los encuentra también en todas partes. Incluso los amigos tienen la costumbre de tener cajas de bombones encima de los muebles y repisas para que los gordos tropecemos con ellos. Si ustedes consideran que una tableta de 25 g. de chocolate posee 160 calorías, podrán tener una ligera idea del abismo ante el cual se encuentran. Esto significa unos 15 gramos de grasa que redondeará nuestras curvas, a menos que nos dediquemos a patinar durante una hora para gastarlos. Los bombones de azúcar y los fondant son casi tan malos como los bombones de chocolate.

No se puede negar que los bombones son incitantes. Casi no hay personas a quien no le guste el dulce, y nosotros los obesos lo apetecemos más agudamente aun quizás por la conciencia que tenemos de que nos están prohibidos. La goma de mascar puede ayudarnos a pasar el rato y a resistir la tentación, pero si alguna vez no se siente usted con fuerzas para resistir al deseo, vale más que compre caramelos duros, que tardan mucho en disolverse en la boca. Además, no engordan tanto como los de chocolate.

Bebidas

Todas las bebidas alcohólicas, sin excepción, contribuyen a engordar. Para ellas no hay costo calórico de digestión; constituyen un combustible líquido listo inmediatamente para almacenar en forma de grasa.

El rendimiento calórico varía naturalmente según la clase de bebida. La cerveza en sus varios tipos tiene menos calorías que los vinos y los licores fuertes, y cuanto más ligera es la cerveza menos calorías tiene. Como los vasos en que se sirve cerveza suelen ser de diverso tamaño, preferimos dar el valor calórico en medidas exactas: cerveza ligera, 100 calorías en un cuarto de litro; cerveza negra 135 calorías; cerveza blanca 150. De un modo aproximado: una hora de ejercicio bastante fuerte por un vaso de cerveza.

El vino puede calcularse en vasos más confiadamente, pues todos los vasos para vino tienen más o menos la misma capacidad (unos 100 gramos). Los vinos ligeros, franceses, alemanes, norteamericanos tienen por vaso unas 75 calorías. Cuanto más dulce o fuerte es el vino, más rico es en calorías; el Jerez vale 140, el moscatel 165, el oporto 165, el champaña seco 85, el dulce 120.

Los licores son muy ricos en valor calórico y engordan mucho. El anisado posee 120 calorías por 30 gramos, el Benedictina 112, el Kummel 75, la crema de menta 105 y el Maraschino 112.

Entre los licores fuertes el contenido en calorías es más o menos igual en unos que en otros. El coñac, el whisky de centeno y el whisky irlandés tienen 85 calorías por 30 gramos; la ginebra, el whisky escocés y el ron, 75.

El valor calórico de los cóctels varía con el contenido y el gusto del que los prepara. Una vez tuve la curiosidad de calcular las calorías de una cuarentena de cóctels usuales y comprobé con sorpresa que todos tenían más o menos lo mismo, esto es, unas 80 calorías por 30 gramos, es decir, el gasto calórico de una hora de tenis.

Las calorías no son aún lo peor de las bebidas alcohólicas, pues, por el estímulo que ejercen sobre el apetito y el relajamiento de la voluntad que acarrean, hacen que sus efectos sobre los gordos se multipliquen; después de haber bebido, es difícil resistir al deseo de comer platos apetitosos de los que más engordan. Las bebidas son también muy peligrosas, porque proporcionan al individuo una sensación de optimismo injustificado que les hace ser demasiado indulgentes para consigo mismos.

Carnes

Es absolutamente necesario para la vida el consumo de algunos gramos de proteína por día, y para la mejor conservación de la salud es esencial comer algo de proteína de la clase A, de cuando en cuando (Carne glandular).

Las proteínas de la clase B se encuentran en el músculo (bistec, costeletas, asados, etc.). Se clasifican aparte de las carnes glandulares porque, desde el punto de vista puramente científico, son componentes de calidad inferior de los tejidos del organismo. Contienen aminoácidos de la clase B. Los aminoácidos vienen a ser los ladrillos de los cuales están formadas las proteínas, que a su vez constituyen el material vivo de las células.

La primera tarea que debemos cumplir los lipofílicos es escoger aquellos tipos de carne que sean menos susceptibles de hacernos engordar; en segundo lugar, tendremos el cuidado de excluir y recortar toda la grasa que pueda llevar adherida la carne que vamos a comer.

Al comer en el restaurante será muy conveniente indicar claramente y con insistencia al mozo que nos traiga carne magra, y en la propia casa procurad conquistar a vuestra esposa para que haga traer carne bien magra por el carnicero. Las carnes que llevan cierto tiempo oreándose tienen algo menos calorías que las que son muy frescas. Además, con el tiempo la carne se pone más tierna, más digestible y más sabrosa, de modo que debe preferirse siempre.

Para el hombre gordo las carnes deben cocinarse y servirse de la manera más sencilla que sea posible. Lo que muchas veces hace peligroso un plato de carne son las salsas, los jugos y las fantasías que los cocineros suelen emplear para hacerlo más apetitoso. La carne a la parrilla pierde gran cantidad de la grasa que pudiera contener y por consiguiente debe preferirse, en general, preparada de esta manera; en efecto, no hay otra forma de cocinarla, ni siquiera el asado al horno, en que la carne pierda más grasa y por lo tanto engorde menos. Por el contrario, muchas veces estos asados al horno se aliñan con aceite o mantequilla de cerdo y contienen gran cantidad de grasas.

Las carnes rebozadas con harina o pan, como las conocidas milanesas, alcanzan valores calóricos formidablemente elevados, no sólo por la envoltura de pan, galleta, harina, huevo, etc., sino por la cantidad de grasa que requieren para su preparación. Las carnes fritas son también «tabú», pues la grasa que absorben al freírse puede llegar hasta triplicar sus calorías.

Los pasteles y empanadas de carne deben considerarse siempre como pertenecientes al campo enemigo; no sólo la abundante cubierta de pasta sino el pastel mismo suele contener grandes cantidades de feculentos como la papa, además de que los jugos que los bañan están muy cargados de grasa. Los picadillos, las albóndigas, con sus componentes de patatas y grasas, deben ser también desechados por los gordos.

Para resumir: deberemos ordenar una tajada fina y magra de cualquier asado que haya en el menú o bien un bife de carne magra a la parrilla o una costeleta. Si nos decidimos por un bistec debemos exigir que se recorten completamente las partes grasas antes de ponerlo a la parrilla o la plancha.

Las más de las veces lo que más apetitoso hace un plato de carne es la salsa o el jugo; en su preparación se ha empleado más ingenio, más arte e incluso más talento del que la cuestión pareciera merecer, y, en verdad, se llegan a presentar platos verdaderamente tentadores, pero recordemos con un suspiro de resignación que esas maravillas culinarias deben estar reservadas a los afortunados (cuatro de cada cinco) mortales que no tienen la angustiosa preocupación de la obesidad; nosotros debemos contentarnos a lo más con una salsita clara hecha de jugos sazonados y un poco de agua. También podemos hacer que nuestra cocinera ponga las salsas en la heladera, una vez preparadas, y luego les saque la grasa cuajada: nos quedará así solamente un jugo inofensivo que poseerá, sin embargo, todos los agradables aromas y sabores de la salsa original.

Respecto a los agradables acompañamientos, como croquetas, papas soufflés, albondiguitas, etc. y la enorme cantidad de golosinerías que con nombres infinitos han inventado los chefs de cocina desde que empezó a civilizarse el mundo, hay que resignarse y dejarlos también para los afortunados de que hablamos antes. ¡Pasa y saluda, oh gordo!

Carnes de Ave

El ave, como carne, tiene un valor semejante al bife, los asados y las costeletas. De todos modos, no comeremos pato ni ganso; se los dejaremos a nuestros amigos flacos. Aunque las aves asadas al horno son la creación más encumbrada de nuestros ingeniosos cocineros, las aves tiernas son mucho más apetitosas (y más seguras para los gordos) asadas a la parrilla.

Las aves cocinadas en cacerola son mucho más grasas que asadas y las croquetas de pollo y de gallina, así como los patés, constituyen el mejor camino para llegar a la obesidad.

El pollo con mayonesa engorda también mucho, como es natural. El pollo a la reina está completamente prohibido, aunque usted se comprometa a separar completamente el pollo y comerlo solo; es tres o cuatro veces más rico en calorías que un pedazo de pollo al horno. Precisamente los cocineros tienen gran afición a envolver pollo muy en cremado en forma de milanesas. Es frecuente encontrar una rebanada de pechuga de pavita bien envuelta con mantequilla y una lonja de jamón servida encima de una deliciosa tostadita.

Puede comerse en cambio el pollo estofado si se tiene el cuidado de dejar el jugo y todo lo que le acompaña, como las papas, rellenos, etc. No hay que olvidar tampoco cómo engordan los pasteles de sémola, las pastas con lonjitas de banana y las diversas especies de barquillos rellenos que a veces suelen servir con el pollo, lo mismo que la polenta, los ñoquis, ravioles y toda clase de pastas semejantes.

Pescados

El pescado es una excelente comida, rica en los minerales que toma del agua del mar. Será bueno, pues, prescindir de la costumbre de servirlo sólo en los días viernes y comer igualmente los otros días. Es un alimento que debe merecer mayor atención.

Existen entre los pescados diferencias enormes respecto a sus calorías, y por lo tanto es necesario que aprendamos a conocer aquellos que engordan menos. En general será mejor comer el pescado al horno o a la parrilla. El pescado frito o el pescado con cremas o mayonesa deben desterrarse de nuestro menú.

Es bien conocido de todos que el pescado ofrece un amplio campo a los cocineros para preparar las salsas y cremas más diversas. No es necesario que nos ocupemos de ellas sometiendo al lector al suplicio de recordar sus deliciosos sabores y avivarle el deseo de probarlas; bastará recordar que el jugo de limón es un condimento tan sabroso como cualquier otro que se pueda imaginar y no tiene en cambio sus inconvenientes.

La langosta, las ostras, mejillones y los diversos crustáceos son los pescados que menos engordan y esto no sólo comparándolos con los pescados sino con cualquier alimento activa el metabolismo. Sin embargo, la manera común de comerlos es como aperitivo en forma de entremeses, viniendo a constituir una especie de ensalada de alimentos proteicos. Después de todo también nosotros necesitamos dar cierta variedad a nuestros menús. Pero hay que prevenirse, pues tan pronto como empezamos a pensar en estos alimentos, los que los preparan intentan seducirnos con formas de preparación que los convierten en peligrosos para el gordo.

En efecto, ¿cuál es el cocinero que nos sirve una langosta a la parrilla sin su correspondiente crema o salsa mayonesa? Y entonces ya se han perdido todas las ventajas que este sabroso alimento tiene para nosotros. No debemos someternos a las exigencias del cocinero, pues la langosta es tan gustosa o más poniéndole simplemente un poco de salsa de ají.

Las ostras nos ofrecen también una buena salida. Podemos comerlas asadas o crudas, y si son asadas pueden acompañarse de alguna verdura, un poquito de ajo o incluso algunos pedacitos de tostada. Son espléndidas crudas simplemente con limón.

Lo mismo podemos decir de toda clase de mejillones que nos sirven como de ensalada y como una nueva variedad de cóctel. En lo posible vale más comerlos al natural que cocinados con grasas y mantequillas diversas, lo cual les quita las recomendables cualidades que tienen para los gordos.

Carnes Glandulares o Achuras

Los alimentos de esta especie, como sesos, corazón, riñones, hígado, mondongo, bazo, ubre, mollejas, etc., entre los cuales se puede incluir también la lengua, son una de las mejores fuentes naturales de albúminas de la clase A, a la cual corresponden también los huevos, la leche, ciertos pescados, y entre los vegetales la harina de soja. Estos alimentos deben ser hervidos primero para despojarlos de ciertas sustancias extractivas perjudiciales, pero constituyen excelentes alimentos a los cuales es desgraciadamente poco aficionado el público norteamericano. Los hombres primitivos que se conservaban por la ley del más apto preferían las achuras a la carne muscular.

Estos son también los alimentos animales que poseen más riqueza en vitaminas y en sustancias minerales. El poder curativo del hígado de ternera en ciertas anemias graves es sólo un ejemplo de su importancia en la Nutrición. Esta es la razón por la cual damos a estos alimentos un lugar importante en nuestros menús. Y conforme vayamos adelante, iremos aprendiendo por qué los verdaderos epicúreos se relamían con estos alimentos que la gente de ahora echa con demasiada frecuencia a los perros y a los gatos, como hacía hasta hace poco con el hígado.

Es cierto que algunas de estas proteínas engordan bastante, pero podemos evitar parte de ese inconveniente cocinándolos a la parrilla (la conocida «parrillada»). Un bife de hígado con huevos para el desayuno del domingo es mucho menos graso que el clásico jamón o panceta con huevos o una salchicha casera, y en cambio tiene un valor nutritivo incomparablemente más elevado.

Hay que aprender pues, a apreciar y a comer las achuras.

Huevos

Los huevos, que son quizá el más rico manantial de proteínas que conoce el hombre, constituyen nuestros más fieles aliados. Son probablemente la combinación nutritiva más perfecta, sobrepasando, en este aspecto, a la leche, la cual es excelente también, pero ha gozado de una propaganda muy bien orientada de la cual no han participado en cambio los huevos.

Como los huevos deben formar una gran base de nuestras entradas proteicas, tendremos que recordar un poco extensamente la serie de platos apetitosos que con ellos pueden prepararse, de preferencia aquellos cuya composición es más conveniente para nosotros los lipofílicos.

Desde el punto de vista calórico la mejor manera es prepararlos hervidos. Pueden cocerse más o menos teniendo tan sólo el cuidado de no cocerlos en agua hirviendo durante largo rato, pues se hacen más difíciles de digerir. Los huevos al horno a los que no se ha añadido nada que engorde están muy bien, pero los huevos fritos aumentan dos o tres veces de valor calórico en comparación con los huevos hervidos.

Los huevos se pueden cocer poco y lentamente en una sartén, ligeramente untada con mantequilla o aceite, para evitar que se peguen. También es útil cocerlos en forma de simple tortilla, pero hay que evitar que el cocinero emplee demasiada grasa o aceite y que de este modo su valor calórico se vea triplicado o cuadruplicado. Naturalmente hay que prescindir de toda clase de tortillas en las que entra demasiado la fantasía del cocinero.

Para los que notan, al comer los huevos, la ausencia de la lonjita de panceta o el jamón, recomendaríamos el siguiente sustitutivo: una tirilla de carne salada de la cual se raspa la sal, se fríe ligeramente en una sartén y se sirve exactamente del mismo modo que ordinariamente se hace con el tocino y el jamón.

Productos Lácteos

Los productos de lechería incluyen una serie de alimentos amigos, que hay que considerar muy beneficiosos. En ellos se encuentra la más importante fuente del calcio alimenticio, del cual tienen que formarse los huesos y otros tejidos, así como los dientes. Los productos lácteos deberían constituir una parte considerable de la comida del hombre, y llevarse un tercio del dinero que cada uno tiene que emplear en comer.

Los lipofílicos, sin embargo, tenemos que vigilarnos mucho en este terreno de la lechería. Después de todo, no necesitamos mucha grasa, y en casi todos ellos existe en un grado mayor o menor. Hay que tener en cuenta, no obstante, que en cada bocado que comemos existen lipoides y ácidos grasos indispensables para la vida.

En cuanto a la leche, lo mejor que podemos tomar es la leche desgrasada, es decir, aquella a la que se le ha quitado la mayor parte de la mantequilla, que es lo más rico de los constituyentes de este alimento. Tenemos que vigilar mucho nuestra conducta con la crema de leche, y si queremos añadir algo de ella a cualquier cereal o a cualquier sopa, escogeremos más bien una crema ligera, o mejor aún, la leche natural. El usar la crema de leche en lugar de leche, es en gran parte una cuestión de costumbre, y podemos aprender muy pronto a saborear un líquido menos graso, incluso en el café o en el té.

Hay que guardarse de los peligros de la crema servida en forma de tentador chantilly, el cual algunos cocineros parecen creer que debe servirse con casi todos los postres y algunas ensaladas. Siempre será preferible que nosotros prescindamos de ese revestimiento de chantilly que a ellos tanto les gusta colocar en nuestros postres. Si tenemos bastante fuerza de voluntad, lo podremos dejar en el plato; si no, más bien lo pasaremos a un compañero que parezca un poco hambriento, o bien, con resolución heroica, le echaremos un poco de sal y pimienta encima, para que no nos venga la tentación de comerlo. Estamos convencidos de que este procedimiento les quitará a ustedes hasta el menor deseo de establecer la «conexión» con ella, o de ponerla en el café. Una pequeña porción de crema chantilly tiene 70 calorías y para gastarlas se necesita llevar a cabo unos 15 minutos de un trabajo muy vigoroso.

La mantequilla es uno de los alimentos más finos, particularmente rico por su gran contenido en vitamina A; además, contiene lipoides especiales y ácidos grasos que compiten por su rango con los aminoácidos del grupo A, como factores necesarios para la vida.

Aunque sigamos la más estricta dieta de reducción, siempre deberíamos comer algo de mantequilla; sin embargo, si nos conformamos exactamente a la dieta para siete días que propone este libro, estamos autorizados a prescindir de ella durante este tiempo, porque los demás alimentos que la forman son lo suficientemente ricos en vitamina A. En cambio, si estamos en el período en que únicamente ejercemos una vigilancia cuidadosa para no volver a aumentar de peso, podemos tomar cantidades moderadas de mantequilla, teniendo no obstante en cuenta que engorda mucho, con todo y ser uno de los mejores alimentos que conocemos. Lo que hay que hacer, pues, es simplemente tener buen juicio.

El exceso de mantequilla que muchos cocineros tienen por práctica común añadir a las verduras, es una verdadera burla que se hace a los gordos. Esta detestable costumbre sólo es comparable a la igualmente funesta que tanto se usa en las regiones del este de Norteamérica, de azucarar exageradamente la mayoría de los alimentos.

Las verduras debieran ser preparadas únicamente con el propio líquido en que han sido cocidas, sazonándolas algo con cualquier condimento.

El queso nos proporciona un tipo de proteína mucho mejor que la carne muscular; vale mucho más en aminoácidos de carácter esencial, que cualquier bife, costeleta, o asado. Para obtener, pues, estos constituyentes extraordinarios de la alimentación, debe tomarse siempre una porción de queso, o una taza de cuajada, especialmente cuando se hace una comida predominantemente vegetariana por sus otros constituyentes.

Sería conveniente que el lector examinase el valor calórico de los diferentes quesos en nuestra tabla de calorías y escogiera entre ellos los que tengan menos, pero, una vez hecho esto, hay que conceder al queso el respeto que merece en las cuestiones de la nutrición. En general, debiera considerarse en cada comida como la fuente principal de la proteína alimenticia. Los valientes árabes del desierto comen, aman y luchan con sólo una taza de queso y algunos dátiles en el estómago.

Verduras y Legumbres

Los principales alimentos vegetales que consideraremos aquí son las verduras y las frutas, las cuales constituyen la más rica fuente de vitaminas y minerales de nuestra alimentación. Nosotros, los gordos, podríamos conformarnos con el pensamiento de que los flacos y los normales deberían comer también una gran cantidad de vegetales, al igual que nosotros; con toda probabilidad, dos o tres veces más de lo que ordinariamente comen. Si no lo hacen, más pronto o más tarde sufrirán también sus correspondientes trastornos nutritivos. Sabiendo esto, podemos consolarnos de que nosotros tengamos que comer vegetales por una doble ración. Probablemente dentro de algunos años estaremos nosotros mucho más sanos que nuestros amigos no lipofílicos, que acostumbran a burlarse de las espinacas.

No es la menos notable de las particularidades de los vegetales, su gran variedad y abundancia, y a pesar de eso, la mayoría de las amas de casa, e igualmente los chefs de cocina, suelen tener una lista tan limitada que a veces no llega a más de ocho tipos de verdura. Existen alrededor de veinte o treinta sabrosos miembros del reino de las plantas que muchos cocineros ignoran totalmente que existen.

Es muy frecuente que la gente se ponga intranquila por el solo hecho de mencionar las verduras, y no seré yo el que les reproche demasiado por eso; probablemente, nunca han probado verduras bien preparadas. En realidad, diariamente en miles de hogares, se cometen atrocidades culinarias al preparar repollo y espinacas que al comerlos parecen papel secante hervido.

Y, sin embargo, las verduras pueden prepararse de manera que resulten realmente deliciosas; lo único que pasa es que pocos de nosotros conocemos la manera de hacerlo. Aquel que dijo que Dios hizo los alimentos y el diablo los cocineros, es muy posible que estuviera pensando en estos maltratados dones de la Naturaleza que llamamos legumbres y verduras.

Esta situación es tanto más de sentir a causa de que la función biológica de los vegetales es la de proveernos de vitaminas esenciales para la vida, y de minerales, y si los preparamos de un modo indebido, puede ser que destruyamos parte o todo lo que poseen en valor vitamínico. La manera defectuosa de cocinarlos destruye también más de la mitad de la riqueza mineral de los vegetales. Cuando los hombres de ciencia que estudian la nutrición empiecen a revisar los libros de cocina, los capítulos que tratan de los alimentos vegetales sufrirán una transformación radical.

Verdaderamente debemos compadecer a aquella gente que ha comido vegetales religiosamente durante largo tiempo, con el fin de mejorar su salud, y que se ha encontrado al final con que no ha logrado ninguna mejora; esas personas tienen, por cierto, el derecho de decir que los vegetales no les hicieron bien, puesto que lo han comprobado por experiencia. Y, sin embargo, la culpa no era de la zanahoria, ni de la espinaca, sino de la manera de cocinarla; con seguridad, si se hubieran cocido los vegetales con la mirada atenta a la conservación de sus minerales y vitaminas, habrían cumplido el fin para el que fueron empleados. La cima del arte de la preparación de alimentos, creo yo que consiste en el modo de cocinar los vegetales, y es ciertamente ello lo que constituye la ciencia culinaria.

Ni los más relucientes microscopios del laboratorio de la nutrición, ni los copiosos volúmenes de dietética que reposan en los estantes de la biblioteca, serán nunca capaces de curar la anemia perniciosa, y ni aun llegaría a lograrlo el conocimiento portentoso alojado en el cerebro del sabio, ¡pero, en cambio, sí lo logra el comer hígado de ternera!

Así, pues, lo que puede curar a una persona, o no curarla, es aquello que coma, de manera que la ciencia de la nutrición descansa, en último término, sobre los hombros del ama de casa, de la sirvienta o del cocinero.

La educación de estas personas es la clave de la buena nutrición.

Naturalmente, las mejores verduras y legumbres son las de la estación; aquellas que se hallan completamente sazonadas, que han crecido en una buena tierra y han sido llevadas a la cocina lo más pronto posible. Siempre que se pueda, hay que comerlas lo más rápidamente posible, y los jugos en que se cuecen deben servirse junto con ellas. Lo que hay que procurar es que se conserve la forma de los vegetales y no reducirlos a una pasta al cocer, pues cuando llegan a este estado se han desmejorado mucho en su contenido.

Hay que tener presente también que la mayoría de los vegetales son apropiados para mezclarlos unos con otros. Algunos de ellos tienen un gusto acre o picante, y otros están desprovistos absolutamente de gusto, pero una vez que se ha tenido el cuidado de que conserven sus delicados aromas mediante una cocción rápida y experta, todo el arte de la preparación se reduce a aprender cuáles son los que deben mezclarse unos a otros. El uso juicioso de un poco de cebolla, tomate, menta, perejil u otro agente aromático cualquiera, será muy útil. Los porotos tiernos (chauchas) van muy bien con un poco de cebolla picada; la espinaca puede mezclarse con algunas hojas de lechuga; los nabos blancos pueden cortarse en pedazos y cocerlos con sus propias hojas también trinchadas. Los chinos, con su antigua civilización, han desarrollado la técnica de la combinación de los vegetales a su grado máximo. Basta estudiar la larga lista de vegetales para ver que en valor calórico son casi uniformes y hay que notar también que al cocerlos todos pierden algo de sus calorías. Rogamos al lector que preste una atención especial a la división indicada: «Es mejor cocido» y «Es mejor crudo» porque el equilibrio nutritivo exige que todos los días se coman algunos alimentos vegetales crudos.

Téngase en cuenta, además, que algunas de las verduras que raramente se sirven cocidas en los hogares norteamericanos, constituyen un verdadero deleite para el paladar; por ejemplo: el apio cocido suavemente en un poco de leche y luego aromatizado con un poco de cebolla. Unas cuantas hojas de rábano constituyen una agradable mezcla, también, para las ensaladas.

Los cohombros, el repollo chino y las hojas de apio pueden cocerse en un momento y resultan deliciosos.

Lo que se llama comúnmente «*Fines Herbes*» son, ordinariamente, una combinación de las valiosas hojas vegetales que la mayoría de las amas de casa desperdician; así, por ejemplo, las acelgas y las hojas de nabo pueden añadirse a las hojas exteriores de la lechuga o de la col. Estos platos constituyen las minas de hierro alimentarias de Nuestra Señora la Naturaleza.

Todos estos simples alimentos que tan extraños resultan para el término medio de los cocineros norteamericanos, tienen un valor calórico muy bajo, pudiendo pasar como tipos de alimento catabólico, además de ser enormemente ricos en vitaminas esenciales a la vida.

Frutas

Las frutas, que son probablemente la obra maestra de la naturaleza entre los alimentos llamados protectores, han sido envueltas por la madre naturaleza en tan atractivos estuches, que muchas veces nos vemos tentados a comerlas crudas, lo cual siempre es mejor. Algunas de ellas, son tan valiosas que pueden mantener por sí solas la vida y tomadas en conjunto constituyen la fuente más importante de la vitamina C. En nuestra lucha contra el diablo de la gordura, debemos considerar a las frutas como la caballería ligera, o para hablar en términos más actuales, como el arma aérea.

Las frutas pueden constituir perfectamente nuestro desayuno, y son una buena salida para los gordos que no se sientan satisfechos con un bocado y una taza de café para esta primera comida.

Del mismo modo, las frutas resuelven fácilmente el problema del postre de una manera completa y agradable. La mayor parte de la gente sea cual fuere el apetito que sienta, suele comer un dulce al final de cada comida, y este postre puede ser una verdadera trampa hasta que se acostumbran a emplear las frutas con este fin. La fruta utilizada como postre es agradable, sustancioso y en cambio no es peligrosa por su valor calórico.

Naturalmente existen algunas frutas que son extraordinariamente ricas en azúcar, y de éstas, los gordos tenemos que prescindir; pero en cambio las que nos están permitidas podemos comerlas heladas, hervidas, frescas, en ensalada de frutas y en un sin fin de combinaciones.

Las frutas nos sirven también como entremés para empezar las comidas. La mitad de un pomelo, una tajada de melón o un cóctel de jugo de frutas, constituyen un aperitivo delicioso. Para aquellas pocas personas que apenas «soportan» las verduras, las frutas constituyen substitutivos vegetales perfectos. Aunque no se acostumbre entre nosotros, y más bien parezca un poco exótico, se puede servir platos de fruta en lugar de verdura y legumbres. Por ejemplo: se pueden añadir ciruelas en los platos de carne y para «cortar» las comidas demasiado ricas, se usan también el ananá o las manzanas. El ruibarbo y los frutos hervidos de varias clases pueden utilizarse como platos para servir al lado de las verduras, dándole así alguna mayor variedad. En realidad, algunos de los alimentos que llamamos verduras y legumbres, como por ejemplo los tomates, son verdaderas frutas.

Aquellas personas a quienes les gusta estar mascando en todo momento, no se encuentran tan incómodas si tienen alguna fruta a mano; siempre es preferible tomar una manzana o una naranja en substitución de algún bocadillo demasiado peligroso para los gordos en ese espacio entre las comidas, e incluso para matar el tiempo cuando no tenemos que hacer y estamos aburridos.

Las dueñas de casa, especialmente las recién casadas, son propensas a comer un poco de esto, un poco de aquello todo el día; hay que pensar que 100 calorías solamente que sean innecesarias, esto es, un cóctel, unos cuantos bombones, una galleta o cualquier otra cosa, se almacenan en forma de grasa, y, al cabo de un año, representan unos cinco kilos. Si hay que tomar un bocado fuera de hora, lo que debe comerse es fruta.

Estas personas a quienes les gusta tener algo siempre en la boca, acostumbran a comprar una bolsita de bombones para masticar en el cine, ¡y no piensan que muchas veces estos bombones representan hasta 1000 calorías! Igualmente sucede en los bailes, al salir de compras, y por lo general, en cualquier ocasión de encontrarse fuera de casa.

Las excursiones del domingo en automóvil no serían muy peligrosas si no fuera porque ahí se come una salchicha, más allá se compran caramelos, luego se toma un helado y en seguida se compran avellanas o maní, con lo cual un individuo ingiere tantas calorías que tendría suficiente energía para hacer andar el automóvil. Hay que preservarse, pues, del hábito de estar tomando todo el día pequeños bocados, porque es algo muy peligroso.

Personalmente tengo una debilidad congénita por irme en seguida a la heladera, a ver si hay algo para masticar. Esta costumbre, debo confesar honradamente que ya me viene de mi padre y de mi madre, y es una de las cosas que más placer me dan. Además, hasta ahora, ninguna dictadura ni legislación de emergencia lo ha prohibido.

Pero, naturalmente, si un gordo se dirige a la heladera sin ningún discernimiento, la cosa, a la larga, puede salirle mal. En efecto, generalmente dentro de la heladera hay queso o carne, que en seguida tientan a uno con el deseo de hacerse un sándwich con un poco de pan y mantequilla.

Todo ello queda solucionado si tenemos en la heladera un poco de fruta, y esto puede conseguirlo hasta el más humilde de los mortales. Yo he centralizado mi atención sobre las manzanas, y actualmente tengo tan arraigada la costumbre de comer una por la noche al llegar a casa, que nada sería capaz de tentarme ni satisfacerme más. Yo la como como un verdadero rito, y vale la pena. La manzana es fresca y firme, le quito la piel, la corto en tres o cuatro trozos y la voy masticando filosóficamente.

Siempre me encuentro, sin embargo, que tengo que luchar por este privilegio, con mi viejo Terrier escocés y con Tough-Tim, un Terrier Kerry blue que poseo. Los dos saben que van a recibir un poco de manzana antes de irse a la cama, y ya los encuentro preparados; así, pues, mi parte se ha reducido a tres cuartas partes de la manzana, porque cuando los perros perciben el menor ruido indicador de que la estoy mondando, se presentan en seguida, aunque estén en el otro extremo de la casa. Vienen corriendo, se sientan a mi lado con respetuosa atención y en actitud implorante. Eso sí, no quieren comerla con la piel, hay que mondársela también.

En conclusión, las frutas son uno de los mejores aliados que tenemos los gordos.

10. Nuestra dieta hace su debut

La guerra de 1914 puso en evidencia conocimientos científicos tan importantes en el terreno de la nutrición, que la investigación en el campo dietético puede decirse que adelantó a pasos agigantados. Esta nueva ciencia de la nutrición estaba entonces aún en mantillas y mi padre se puso muy contento con su progreso y empezó a hacer nuevos planes. Nos habíamos convencido de que un sanatorio era un medio poco adecuado para demostrar la importancia de la dieta y estaba lejos de representar un ideal, pues los enfermos que llegan a él se hallan ya generalmente atacados de una enfermedad en estado avanzado. Frecuentemente lo único que se les puede hacer es mitigar sus síntomas y proporcionarles un poco más de bienestar, lo cual, naturalmente, no puede considerarse como el papel más importante de un tratamiento dietético.

La mayor importancia de la ciencia de la nutrición se halla en la prevención de la enfermedad, en la creación de una súper-salud y en la prolongación de los años de vida. Como es obvio, el servicio más útil que un nutricionista práctico podría rendir a la humanidad sería enseñar a la gente cómo tiene que comer para estar sana; hacer penetrar la importancia de la nutrición en la mente de las madres, de modo que pudieran tener niños más sanos y alimentarlos para una salud óptima.

Hacia el año 1922, mi padre estaba definitivamente convencido de que era necesario llevar los nuevos conocimientos sobre la nutrición al gran público en forma cada vez más intensa. Esto significaba enseñar a las dueñas de casa a reformar sus métodos culinarios e introducir cambios revolucionarios en los acostumbrados menús. Comer inteligentemente exige una completa redistribución de los alimentos que forman la dieta de la mayor parte de las personas, haciendo entrar en ellas muchos más vegetales y frutas, y menos almidones y proteínas.

Mi padre empezó a prepararse para la nueva tarea. Se decidió a vender el sanatorio, pero un accidente que sobrevino y que finalmente causó su muerte lo dejó todo en proyecto. No puedo imaginar cómo se habrían desarrollado nuestros nuevos planes, si hubiera continuado en vida Enrique Lindlahr.

La práctica de la nutrición científica puede enseñarse de varias maneras a un público numeroso. Nunca hubiera podido imaginar, sin embargo, que nuestros proyectos llegaran a cumplirse gracias al estruendoso e infaltable aparatito que se llamó la radio: sin embargo, parece que este era el destino.

Por casualidad, en el verano de 1929, tuve la oportunidad de difundir como locutor algunas conversaciones sobre la dieta. Los «radioescuchas» respondieron de una manera que me llenó de asombro: ¡luego, la gente estaba interesada! No podría encontrar palabras para describir mi emoción cuando me di cuenta de que ahí estaba la manera de enseñar la práctica de la nutrición a un círculo numerosísimo de oyentes. Desde ese momento el micrófono se convirtió en mi verdadera vida.

La maravilla realmente estupenda de la radio, como medio para divulgar un conocimiento que yo consideraba precioso, me entusiasmó aún más por la satisfacción de encontrarme con que miles de personas se sentían interesadas en las mismas ideas que a mí me apasionaban.

Problema como el de la señora Tal o Cual, cuyo esposo no quería ni oír hablar de la «comida para conejos», o de la señora Zutana, que había ganado un kilo y medio en una semana, y cientos de aventuras por el estilo, me ocupaban todo el día. Era una cosa verdaderamente satisfactoria y agradable, y a veces pienso que un buen día voy a levantarme y a encontrarme con que todo ha sido un sueño.

Nuestro programa de radio ha sido siempre muy poco disciplinado; charlamos con los radioyentes, leemos sus cartas, opiniones y comentarios y tratamos de poner de acuerdo nuestra charla con las sugestiones y deseos de los oyentes. El tema constante, naturalmente, es la nutrición.

Sin embargo, muchos radioyentes me han escrito manifestando el deseo de que les enviara impreso el texto de las charlas. Entonces empezamos a editar el «Journal of Living» (Diario de Vida), que fue, según yo creo, el primer periódico sobre nutrición para el público general. Con el tiempo ha prosperado enormemente.

Naturalmente, lo que más interesaba a los oyentes eran las cuestiones de adelgazamiento y el problema de qué era lo que había que comer y lo que no había que comer, en los casos de obesidad. Desde 1929 a 1935 mandamos a diversos oyentes centenares de ejemplares con nuestra dieta reductora, incluyendo en ella los principios catabólicos para los oyentes que estaban interesados en ellos. Los resultados fueron uniformemente excelentes.

De este modo la dieta de 600 calorías demostró su valor en verdaderas pruebas clínicas. Debe tenerse en cuenta que, en la literatura médica práctica, anterior a 1938, se sostenía:

1. Que una dieta de reducción de 1500 calorías por día era el máximo de restricción que podía permitirse.
2. Que no era prudente que el paciente bajara más de un kilo a un kilo y medio por mes.
3. Que toda reducción de peso de medio kilo por día debía ser peligrosa y quizá mortal.

Yo pensaba de un modo diferente, como es natural, pero cuesta mucho modificar las opiniones establecidas sobre la dieta, aun en los círculos científicos.

A principios de julio de 1935, un grupo de radioescuchas hizo la sugerencia de que diéramos por radio los detalles de la dieta reductora y los menús correspondientes, día por día. Acepté la idea, pues consideraba que, si un gran número de oyentes seguían la dieta con todo cuidado y luego mandaban el resultado, podría acumular pruebas irrefutables y disfrutaríamos, además, de la no despreciable ayuda de lo espectacular del método. Así, pues, me comprometí, unas pocas semanas más tarde, a emitir por radio la dieta de reducción, si encontraba mil oyentes que prometieran seguirla.

Algunas semanas más tarde empezamos la campaña de prueba. Comenzaron el régimen más o menos unas mil cien personas, y cuando el número del «Journal of Living» entró en prensa, habíamos recibido 438 respuestas. Al cabo de un mes habían llegado 936, y la pérdida media de peso de todo el conjunto había sido de 450 gramos por día, durante diez días.

La prueba había demostrado, pues, el valor de la dieta catabólica. Entonces abrevié un poco la dieta, acortando el tiempo de seguirla a siete días, y empezamos nuestra primera gran campaña de reducción de peso por la radio. En abril de 1936 nos encontramos con que 26.000 oyentes participaban en la enorme experiencia. Esta vez enviamos a todos notas mimeografiadas conteniendo los detalles de los menús del régimen. El término medio de la pérdida de peso fue de 3600 g. en siete días, contando todos los casos.

A consecuencia de este resultado nos decidimos a imprimir debidamente la dieta reductora. Uno de los más importantes principios de la dieta, se había puesto particularmente para ayudar a la venta de uno de los productos de un fabricante que protegía la audición; éste ayudó considerablemente para que fuera posible la distribución de los impresos de la dieta en Nueva York y Filadelfia.

La venta de estos impresos fue extraordinaria; se agotó una edición de 200.000 ejemplares al cabo de un año. Se tuvieron que repetir las ediciones, y en el otoño de 1938 se habían vendido más de medio millón. Evidentemente, en EE. UU. un número considerable de personas emplea el método de reducción de Lindlahr.

Al mismo tiempo que se producía con tanto éxito la difusión de la dieta reductora catabólica, la literatura médica que se ocupaba de la obesidad sufrió un cambio considerable. Finalmente, un caso muy notable fue descrito en un artículo del «Journal of the American Medical Association» (Diciembre 19, 1938) con todo detalle. Se trataba de la historia de una mujer que había disminuido de 170 a 71 kilos en 20 meses. La enferma había sido mantenida a una dieta de 600 calorías, semejante a la nuestra. La conclusión final de este estudio era: «no hay límites respecto a la extensión a que puede llegar la baja de peso por medio de dietas pobres en calorías, con tal que estas dietas contengan las cantidades necesarias de proteínas, minerales y vitaminas».

El concepto médico del tratamiento dietético de la obesidad había sido notablemente renovado. Desde este momento, un nuevo principio entró en la práctica; la dieta de 600 calorías por día fue «aprobada». Recibimos una enorme cantidad de cartas durante nuestra campaña; podríamos hacerlas conocer al lector, pero nos abstenemos, pues ocuparían demasiado espacio en este libro.

Podemos decir, pues, que nuestra dieta había entrado por completo en la práctica, se habían reconocido sus méritos científicamente y, por lo tanto, habíamos logrado el fin que nos proponíamos con nuestras conversaciones por radio.

II. Seguimos progresando en el camino de la reducción de peso

Como consecuencia de nuestras charlas por la radio sobre la manera de adelgazar, recibimos miles de respuestas de nuestros radioyentes. De entre ellas seleccionamos unas 9000 cartas para nuestros archivos permanentes; en ellas se encuentra una enorme cantidad de informaciones sobre el control del peso. Como se puede comprender, nos hacían un gran número de preguntas, pero, en cambio, muchas cuestiones se encontraban resueltas en ellas; esa preciosa información, tenía la ventaja incomparable de presentársenos como ejemplos vivos de la experiencia humana.

Constituía, en efecto, un conocimiento que difícilmente hubiera podido proporcionarnos la teoría o el conocimiento abstracto, incluso la experiencia misma del laboratorio. Si analizamos en pocas páginas algunas de las cuestiones que se tratan en estas cartas, es probable que encontremos cosas interesantes; algunos de los pensamientos que podríamos recoger serán, sin duda, repeticiones, pero muchas contribuirán a aumentar el caudal de nuestros conocimientos.

Si no aprendiéramos nada más, por lo menos aprenderíamos que el gusto exagerado por los alimentos que engordan y que constituyen una verdadera trampa para tantos lipofílicos, no es otra cosa, ordinariamente, que una falta nacida puramente del hábito. Sería interesante investigar exactamente el porcentaje de los obesos que lo son simplemente porque comen demasiado azúcar, almidón y mantequilla. La gran cantidad de cartas que recibimos tiende a demostrar que los alimentos más frecuentemente responsables del aumento de peso son los farináceos.

En efecto, muy frecuentemente nuestros radioescuchas más obesos nos confesaban que ni querían ni les agradaba comer grasas; pero muchos también, en cambio, admitían una gran predilección por los farináceos y los dulces. Esto ciertamente constituye una tendencia bien definida de nuestros «gordos» y, por lo tanto, uno se siente inclinado a sospechar si esta tendencia nació acaso en la humanidad con la dolorosa experiencia de las épocas de hambre del pasado.

Es muy difícil comprender, en estos tiempos de gran abundancia y variedad de substancias alimenticias, que, hace sólo pocas generaciones, toda la humanidad vivía prácticamente en el terror constante de la inanición y el hambre. Las vías férreas, los automóviles y los buques a vapor nos han permitido hacer un verdadero intercambio de los alimentos de una a otra parte del mundo y exportar el exceso de producción. Antes de que existieran estos modernos medios de transporte, si había una época de sequía, o cualquier otra calamidad que hiciera perder las cosechas en alguna parte del mundo, el daño no podía ser subsanado porque era absolutamente imposible llevar alimentos a otras regiones con la suficiente premura para que la población no muriera de hambre.

Así, pues, durante miles y miles de años la mayor parte de la humanidad desconocía por completo lo que era la abundancia de alimentos y quizás por esto se creó una especie de segunda naturaleza en el hombre: comer demasiado cuando la comida era abundante.

Ahora bien, si hay algo de verdad en esta idea, o si sirve como excusa para el hábito humano de comer demasiado, en cualquier caso, nos permite comprender este desordenado deseo que padecen muchas personas de comer gran cantidad de alimentos farináceos y que sería debido precisamente a una especie de compensación por la escasez de esta clase de alimentos en las épocas pasadas.

Casi hasta el año 1800, en la mayor parte del mundo los cereales constituían la base principal de la dieta humana y casi en toda Europa el pan de centeno era el alimento primordial. La carne era un alimento muy raro, pues el ganado se utilizaba para arar y para otros trabajos de granja. El ganado valía demasiado para que fuera empleado como alimento; solamente se carneaba el animal que era muy viejo y no podía trabajar.

Los métodos de la agricultura eran duros y de poca eficacia. 200 kg. de trigo eran una buena cosecha para una hectárea de tierra. Escaseando los cereales para alimentar a la población, era lógico que los animales de granja no fueran criados para la alimentación. El cultivo de las verduras y legumbres ha sido un progreso relativamente moderno. Esta costumbre no apareció en Inglaterra hasta la época de Enrique VIII en el siglo XVI.

Algunos alimentos como el repollo, los nabos, los rábanos y las cebollas se usaban antiguamente tan sólo como productos medicinales. El uso de las papas, que se introdujeron desde Sudamérica hacia la mitad del 1500, y que se hicieron de uso popular en los países occidentales no menos de ciento cincuenta años más tarde, fue el cambio alimentario más revolucionario y el que dio a la humanidad la posibilidad de un régimen más liberal en las comidas.

Sea como fuere, si la especie humana ha vivido durante miles de años principalmente a base de cereales, es decir, de una farinácea tan preponderante, no ha de ser empresa fácil hacerle perder el gusto de ella. Pero se puede lograr, y la prueba de ello fue, para mí, la más importante lección que recogí de las cartas de mis radioescuchas.

Se hubo logrado indudablemente un gran progreso cuando los ex gordos me escribieron que habían aprendido a apreciar las frutas y verduras que no engordan, y que ya no era un suplicio para ellos ver pasar los platos de farináceos y dulces sin tocarlos.

Cuando una persona come una sustancia farinácea, parte de ella se convierte rápidamente en azúcar, lo cual a su vez aumenta inmediatamente el nivel de azúcar en la sangre. Este aumento da al individuo una sensación de bienestar no muy diferente del que produce el alcohol. El deseo, pues, de este bienestar o estímulo puede convertirse en un hábito verdaderamente vicioso o por lo menos en una preferencia que no es, en verdad, de ayuda alguna para el obeso, puesto que la gordura que produce la harina es una obesidad «dura», más difícil de hacer desaparecer que algunas otras.

Aprendimos luego la saludable lección de que existe una verdadera diferencia entre el apetito y el hambre; el hambre es relativamente fácil de saciar; no así el apetito. El apetito persiste en la persona mucho después de que el hambre ha sido saciado. ¡Cuán fácil es comerse un rico postre, aunque uno se encuentre ya completamente satisfecho con la carne y otros platos! Pero nos enteramos también de que el apetito, o por lo menos el apetito exagerado, puede ser satisfecho en otras formas. Nuestra costumbre de comer en primer lugar la ensalada o una buena porción de frutas o verduras antes de mirar al pan o a los alimentos que engordan, es el mejor profiláctico contra la tendencia a dejarnos llevar por el apetito.

Ya dijimos antes, que el sistema catabólico de comida, practicado durante un período razonable de tiempo, lograba a menudo el más interesante de nuestros fines: la destrucción de la grasa allí donde más necesita ser destruida. En las dietas de reducción trazadas sin método o cuando se confía en el ejercicio muscular para la pérdida de peso, muy a menudo la persona pierde grasa principalmente de la piel y del cuello, y produce el efecto de haber desmejorado y envejecido; no obstante, exhibe aún el grueso vientre o el «neumático de repuesto». Podría darles a ustedes profundas y complicadas razones para explicar este fenómeno, pero basta saber que se debe principalmente a los diferentes tipos de grasa que se acumulan en las distintas partes del cuerpo.

El cuerpo humano contiene diversos depósitos de grasa; la piel es uno de ellos, del mismo modo que la parte baja del abdomen, y que aquella membrana de la cavidad abdominal que los médicos llaman epiplón. La grasa almacenada en estos depósitos puede tener composición diferente de aquella que se deposita en otras partes del cuerpo, y ser más difícil de destruir por los procesos metabólicos usuales del cuerpo.

La introducción en la dieta de una abundante cantidad de alimentos que activen y estimulen el proceso catabólico, aumenta de tal modo la destrucción de la grasa, que incluso los tipos más resistentes de ésta llegan a eliminarse. La glándula tiroides y otras glándulas se ven estimuladas a una mayor actividad por la dieta catabólica. Miles de los radioescuchas que siguieron nuestra dieta de reducción y que más tarde continuaron consumiendo notables cantidades de alimentos catabólicos, nos escribieron anunciándonos que tanto el «neumático de repuesto» como la papada habían desaparecido paulatinamente.

Aprendimos también que la curva de destrucción de la grasa se mantiene en paralelismo aproximado con aquellos períodos de la vida en los que la grasa tiene menos tendencia a acumularse. En resumen, es un poco más difícil disminuir el peso en un bebé que en un niño mayor. La gente entre los veinte y los cuarenta años adelgaza más fácilmente que los que se hallan entre los cincuenta y los sesenta, pero, en cambio, de sesenta años para arriba, es la edad más fácil para reducir el peso.

Es extraordinario lo exactamente que estas observaciones concuerdan con los ciclos de almacenaje de grasa de la vida humana. Los fisiólogos nos dicen que en los bebés la gordura es normal y, en cambio, lo normal en los niños mayores es ser delgados, como en los jóvenes adultos ser generalmente más delgados aún. En cambio, parece normal, para el término medio de la gente de cuarenta a cincuenta años, ser un poco más gordo y adelgazar en la senectud, lo que es también, efectivamente, normal.

El lector apreciará, sin duda, que existen procesos metabólicos especiales para el azúcar, la grasa y el almidón, y que cada uno de ellos es muy intrincado. Pero probablemente no supone siquiera la mitad de lo que hay en ello. Hay que resolver por medio del estudio detallado de cada uno de los problemas, lo que sucede en las diferentes clases de azúcar y de grasa en relación con el problema de la obesidad.

Por ejemplo, las diferentes grasas se absorben en el organismo en un grado mayor o menor, más lenta o más rápidamente, según sea el caso. La grasa del aceite de oliva se absorbe más rápidamente que la de la mantequilla. En los animales, por ejemplo, se encuentra en los tejidos el mismo tipo de grasa que el de la que han sido alimentados. Un proceso semejante se produce en el hombre. Así, por ejemplo, la grasa de un cerdo alimentado con cereales es distinta de la de un cerdo alimentado con desperdicios de comida. Los mismos cerdos, alimentados con maní, o con bellotas, o bien con semillas de soja, presentan grasas que tienen diferentes aromas y composición distinta.

Se comprende ahora sin dificultad por qué ciertas personas aumentan de peso más fácilmente que otras, teniendo en cuenta el tipo de alimentos grasos o azúcares o almidones que les gusta comer. Varios de estos azúcares son utilizados más fácilmente que otros por el cuerpo, o se transforman en grasa con mayor facilidad.

Esta es una cuestión que valdría la pena estudiar en detalle, pues nos promete llegar a un punto en el que lograremos conseguir una dieta reductora mucho más liberal en grasa y almidones que nuestra dieta catabólica.

Es mucho aun lo que nos queda por aprender respecto a la química de los alimentos. Debe recordarse, no obstante, que los azúcares de frutas, tan liberal mente contenidos en nuestra dieta, tienen un ritmo de absorción lento, y son mucho mejores para el obeso que el azúcar de caña y los otros azúcares.

Otro misterio que esperábamos resolver era el por qué un individuo es capaz de convertir algunas veces mucho más rápidamente los almidones en grasa que de ordinario; en otras palabras, en ciertas ocasiones es mucho más fácil aumentar de peso que otras; hay épocas en las cuales uno tiene que ser muy cuidadoso en la cuestión de calorías; en otros momentos puede soportar una cantidad bastante grande sin engordar. Tenemos ya algunos indicios, pero no la respuesta definitiva de esta pregunta.

Comparando 500 varones de diferentes edades y tallas con 500 mujeres que practicaban la misma dieta, nos encontramos con que los hombres pierden más rápidamente la grasa que las mujeres. Para ser más exactos, los hombres pierden en los siete días de la dieta unos 500 g. más que las mujeres.

Esto puede explicarse fácilmente teniendo en cuenta que el metabolismo de la mujer tiene una marcha mucho más lenta que el del hombre. También existe entre ambos sexos una gran diferencia en el metabolismo especial del almidón y los azúcares. Esta diferencia está basada en las necesidades que representa para la mujer la función maternal y se halla regulado por la mutua interrelación de las glándulas sexuales, suprarrenales e hipófisis. En la práctica, esto significa que la mujer es mucho más apta para convertir el almidón y los azúcares en grasa, y algo menos apta para destruirla.

Por comparación y teniéndolo todo en cuenta, se puede decir que de entre los radioyentes que siguieron la dieta, los que mayor mejoría experimentaron en su salud, en su bienestar y en su estado general, fueron aquellos obesos que pasaban de los 50 años. Hasta cierto punto, esto puede ser debido al hecho de que los oyentes de esta edad se hallan, por lo general, más interesados en las cuestiones de la salud, y es probable que siguieran las indicaciones con más exactitud por estar más determinados a reducir su peso. Sabemos, por otra parte, que las personas que pasan de los 50 años son mucho más propensas al reumatismo, a la hipertensión, a las afecciones de la vesícula biliar, y a todas las enfermedades degenerativas en general.

Esto nos explica que la mejoría que en ellos produjo la reducción de peso fuera más importante que la de aquellas personas que no estaban afectadas por ninguna de estas enfermedades. La relación existente entre la obesidad y algunas afecciones degenerativas es tan estrecha, que el adelgazamiento constituye en ellos una parte esencial del tratamiento de estos achaques. Así, pues, no quedamos muy sorprendidos al observar el número de nuestros oyentes que nos anunciaron que la presión sanguínea en ellos había bajado de 10 a 50 milímetros, o que el azúcar de la sangre había disminuido el 10, 20, 50 o hasta 100 %.

Hemos ya mencionado que el exceso de peso resulta mucho más penoso para la gente de edad avanzada, es decir, que da lugar a mayor número de síntomas, y por lo tanto las personas de edad experimentan un mayor alivio con la pérdida de su peso.

Me tomé la molestia de preguntarles a algunos centenares de nuestros oyentes que nos decían que habían mantenido desde entonces su peso, y no habían permitido que aumentara de nuevo, el por qué lo habían hecho. ¿Es que mantenían su peso bajo por razones de elegancia, porque tenían mejor aspecto, o bien porque padecían de algún síntoma que deseaban suprimir? ¿Cuál era exactamente la razón?

Descartamos aquellas respuestas que nos daban un motivo verdaderamente importante, como por ejemplo la hipertensión o el deseo de combatir una diabetes y, entre las restantes, la gran mayoría afirmaba que mantenían su peso bajo porque se sentían mejor no estando tan gordos.

Claro que esto no puede plisar por una razón científica, pero, desde el punto de vista práctico, es verdaderamente importante. La grasa se acumula en nosotros de un modo tan insidioso que apenas nos damos cuenta de las molestias que nos produce hasta que un buen día, de un modo podríamos decir casi dramático, caemos en lo bien que nos encontramos sin ella. Cuando comprendemos lo mucho mejor que nos sentimos con cinco kilos menos, cuánta mayor energía y actividad poseemos, y el aumento de nuestra capacidad y el mayor gusto de vivir que adquirimos, recién entonces apreciamos en su pleno valor lo que significa hallarnos en el peso normal.

Si tomamos en un sentido más específico la frase «sentirse mejor», nos encontramos con que las mujeres que habían aumentado de peso coincidiendo con su menopausia, eran las que más entusiásticamente nos hablaban de su bienestar al perder peso. Notamos también que la grasa que se acumula en este período de la vida parece más fácil de destruir que la acumulación grasosa común.

Veinticinco mujeres de New York y Nueva Jersey, las cuales estaban unos quince kilos por encima de su peso normal, adquiridos en el período próximo a la menopausia, bajaron cuatro kilos con una dieta de siete días.

Nos encontramos también, como es natural, que la mayor parte de los jóvenes y señoritas de los 20 a 25 años, más o menos, estaban interesados en reducir su peso únicamente por motivos de elegancia personal: como se dice comúnmente, para «conservar la línea». En general, se mostraban satisfechos con perder dos, tres o cuatro kilos.

Por lo común, permitían otra vez que se acumulara el peso, y luego repetían la dieta. Por otra parte, algunos actores y actrices jóvenes, y también, aunque parezca extraño, jóvenes matronas que habían aumentado de peso con la maternidad se mostraban muy diligentes para adelgazar y mantener su peso normal después que habían perdido la grasa.

Algunas sospechas pudieron deducirse de muchas de las cartas recibidas, y entre ellas, la de que las señoras a quienes les gusta tomar su desayuno en la cama y tienen el tiempo suficiente para poder hacerlo, eran de las que encontraban más inconvenientes en la dieta, las que la abandonaban más fácilmente, o bien nos decían que no habían logrado nada con ella. Es sorprendente el hecho de que mucha gente no tiene la más mínima idea de que los cóctels, el vino y otras bebidas alcohólicas, añaden importante número de calorías a la dieta.

Las dueñas de casa, las cocineras, y las buenas madres de familia, tienen muchas veces la costumbre de comer de a poquito a cada momento. Su gran dificultad es la de siempre: que tienen a mano un poquito de té o café, o que concurren a demasiados tés o partidos de bridge o clubs, en los cuales consumen de hecho una comida más en el día.

Otra causa común, la principal para muchos hombres de peso excesivo, es la costumbre de comer pan y mantequilla. Para el hombre de negocios de tipo corriente, siempre suele haber la excusa de que van a sacarse los kilos que tienen de más haciendo uno u otro ejercicio físico.

Fue verdaderamente sorprendente y agradable tomar nota del gran número de personas que aprendió a apreciar el buen sabor de los alimentos catabólicos; en realidad muchos de ellos empezaron a ser tan aficionados a las frutas y a las ensaladas, como antes lo habían sido de los alimentos farináceos y de las grasas. Esto presta cierto apoyo a las teorías de los nutricionistas, que sostienen se puede tener confianza en las preferencias normales y naturales del hombre, y que éste, si se le da la debida oportunidad, tiende a escoger una dieta bien equilibrada.

Me siento también inclinado a estar de acuerdo con este punto de vista. En primer lugar, porque tantos de nuestros oyentes aprendieron a tomar con agrado una dieta equilibrada, y en segundo lugar, porque muchos de los gordos habían llegado a serlo sólo por el hecho de que, anteriormente, su apetito había sido viciado.

La manera exacta como nuestros oyentes emplearon y acomodaron nuestra dieta a su propio gusto, no fue de ningún modo uniforme, aunque yo creo que la mayor parte de ellos siguió la dieta de siete días casi al pie de la letra, salvo las modificaciones a que se vieron obligados para sustituir los alimentos que no podían hallarse en su localidad.

Quizá es más fácil para ellos seguir sistemáticamente el régimen, aunque con un poco de tiempo y dedicándole atención es bastante fácil hacerse un plan personal teniendo en cuenta los principios catabólicos y, naturalmente, la dieta se adaptaría entonces mejor a los gustos individuales. Algunas personas que necesitaban o deseaban bajar de 10 a 15 o 20 kilos, siguieron estrictamente nuestra dieta durante semanas e incluso meses, pero la mayoría de los que tenían que perder mucho peso han modificado, de acuerdo a su gusto, sus menús, haciendo en la dieta sustituciones apropiadas.

Otros se han especializado en ciertas comidas reductoras particulares, usándolas con continuidad. No tengo datos exactos de cuantas son las personas que han mantenido su peso bajo, una vez que habían rebajado éste. He procurado con mucho interés obtener estos datos, pero las cifras varían mucho, incluso para cada individuo.

Algunos mantienen su peso bajo por algunos meses, y entonces empiezan a comer de nuevo sin preocuparse, pero la mayor parte de los que les gusta conservar lo ganado siguen un sistema semejante al que yo preconizo, controlando casi diariamente lo que han de comer. Algunos, no obstante, usan el sistema de hacer la dieta un día y comer a voluntad otro día, alternadamente.

Muchos prefieren tomar un desayuno de tipo reductor, y un almuerzo del mismo tipo, dejando para la comida de la noche el comer a su gusto. No podemos dar reglas demasiado rígidas sobre esto, pues cada individuo puede hacerlo como más le agrade. Cuando hablamos de individuos que han aprendido a mantener su peso, nos referimos a aquellos que ya lo han cumplido así efectivamente, de modo que hemos de considerar que la manera como lo logran es, para ellos, la mejor.

Poseemos centenares de cartas de gentes que han conservado el peso bajo abandonando simplemente uno o dos tipos de alimentos a los cuales estaban acostumbrados, o que se permitían comer con demasiada liberalidad.

Algunos nos dicen que han logrado evitar la acumulación de grasa comiendo gran cantidad de verduras, muchas ensaladas o frutas como postres. Si ello ha sido logrado por el aumento de los procesos catabólicos, mediante los alimentos de este tipo o porque éstos han venido a reemplazar otros alimentos que engordaban, es una cosa que sólo posee un interés teórico.

Probablemente el resultado se debe a la combinación de ambos factores; naturalmente es posible para muchos obesos impedir el aumento de peso por el simple expediente de añadir a su dieta una mayor cantidad de alimentos catabólicos en substitución de alimentos anabólicos.

Se me permitirá señalar de nuevo que, cuando comemos una porción de carne que teóricamente nos proporciona 150 calorías convertibles en grasa, puede fácilmente compensarse esta ganancia ingiriendo una buena cantidad de alimentos vegetales catabólicos.

Podría parecer que nos hemos extendido demasiado en este capítulo, en nuestras reflexiones sobre los resultados de la dieta reductora; para que no se crea que estamos excesivamente orgullosos de lo que hemos logrado, recordaremos al lector lo poco que realmente hemos podido conseguir.

Como dijimos anteriormente, calculamos en cerca de 16 millones el número de adultos de los EE. UU. que tienen demasiado peso; suponiendo que trescientos mil de ellos hayan adoptado y continúen usando nuestro método catabólico (la cual es una cifra probable en relación con el número de folletos que hemos distribuido), solamente habríamos convencido al dos por ciento del conjunto de nuestros compatriotas que debieran haberlo seguido; tenemos, pues, un amplio camino que recorrer.

Ha llegado con esto el momento de que nos ocupemos de la parte más importante de este libro, esto es, la discusión de la propia dieta reductora.

12. La derrota del "diablo gordo"

Vamos, pues, a ocuparnos ahora de la dieta misma, la cual constituye la piedra fundamental de nuestro plan completo de reducción. Como esta dieta tiene casi un noventa por ciento de eficiencia catabólica, el kilo y medio de alimentos que permite comer diariamente debe hacer perder a los obesos moderados casi medio kilo de grasa por día. Al afirmar eso se tienen en cuenta todas las edades, grupos y grados de obesidad y representa un término medio general muy amplio. Las personas que padecen de una obesidad extraordinaria perderán un poco menos.

La grasa que existe bajo la piel va a desaparecer con el régimen y aquellos a quienes no les sucede esto, en la medida esperada, es que no llevan con la debida disciplina. En ciertos casos se trata de gente que les gusta engañarse a sí mismos, o bien la falta de éxito puede ser también debida a falta de comprensión clara de los principios en que se funda nuestro plan.

Un ejemplo: una señora empezó la dieta al mismo tiempo que su hija. Ésta, que pesaba 78 kilos, perdió 4 1/2 kilos en siete días. La madre, que pesaba 98 kilos perdió solamente un kilo. Muy extrañada la madre nos escribió diciendo que ella había seguido la dieta, exactamente, excepto en el pan, que le gustaba mucho y no podía pasar sin él. De manera que se comía tres panes en cada comida, sin interrumpir su costumbre inveterada.

De vez en cuando se encuentra un paciente que el primer día no pierde peso. Existe para esto una razón, que es el balance del agua del organismo. Cuando se oxida o se quema la grasa en el cuerpo, se forma agua; de ordinario, ésta se oxida por la piel, los pulmones, los riñones o el intestino, pero algunas veces es retenida temporalmente por estos tejidos. De este modo, aunque el que practica el régimen ha quemado realmente su grasa, la pérdida de ella no se manifiesta inmediatamente en la balanza. Sin embargo, al cabo de dos o tres días, cuando el metabolismo del agua se ha equilibrado por sí mismo, la balanza marcará la reducción de peso.

Hasta es posible que se presente un ligero aumento en esta situación, pero siempre resulta solamente pasajero. Nuestros tejidos orgánicos no sólo obtienen su agua de los líquidos que bebemos, sino que incorporan una buena parte procedente de los alimentos que comemos. Si una persona, por ejemplo, quisiera mantenerse un tiempo sin comer ni beber, parte de sus tejidos se convertiría en agua.

Este es un fenómeno químico muy peculiar. Diez kilos de grasa dan al destruirse 10,71 kilos de agua. Esto sucede porque el hidrógeno de la grasa toma oxígeno de la sangre para formar agua. Del mismo modo, de 10 kilos de alcohol, el organismo obtiene 11,74 de agua. Por esto la gente que bebe mucho se vuelve gorda y fofa. En este aspecto del metabolismo del agua, los almidones y las proteínas se comportan de un modo distinto. Así, diez kilos de almidón dan solamente 5,5 kilos de agua, mientras que 10 kilos de proteínas darían 4,13 de agua.

La propiedad del cuerpo humano de fabricar agua a partir de los tejidos constituye un hecho fisiológico de mucha importancia. Un buen ejemplo de ello es el camello. La giba del camello está compuesta principalmente de grasa, y la naturaleza lo ha provisto de la giba como un excelente depósito de aquel líquido para cuando no lo encuentra en el desierto. Un centenar de kilos de grasa de la giba del camello le proporcionarán 107 kilos dé agua; de esta manera podríamos decir que la naturaleza acumula el agua en forma de grasa.

Además, en este intrincado proceso del metabolismo del agua, el crecimiento de algunos tejidos del cuerpo suma agua al contenido normal del organismo. Si se desarrollan 30 g. de tejido muscular en el organismo, se requieren 90 g. de agua para fijar esa proteína en los tejidos. Si se añaden al cuerpo 30 g. de azúcar para su almacenaje, será necesaria también la ingestión de 90 g. de agua para completar el proceso.

Esto es muy importante y hay que tenerlo en cuenta en los problemas del control del peso. Ello significa que el individuo que hace mucho ejercicio y añade por lo tanto una cantidad de músculo al que ya posee, gana cuatro kilos de peso corporal por cada kilo de músculo que ha adquirido. La persona que come caramelos cuyo azúcar va a almacenarse en el organismo, añade también cuatro kilos de peso por cada kilo de azúcar consumida, o al menos almacenada.

Una de las cosas más curiosas es que cuando se acumula grasa en el organismo, el almacenaje de agua que resulta es muy poco. Precisamente se han formulado, fundándose en este hecho, algunas dietas reductoras que ofrecen verdaderos peligros. Por ejemplo, cuando una persona empieza a comer una cantidad considerable de alimentos grasos en lugar de hidratos de carbono, pierde parte del agua acumulada en los tejidos (se deshidrata), de manera que, si juzgamos por los datos de la balanza, esto parece una pérdida de peso; mas, naturalmente, existe un mundo de diferencia entre la pérdida de peso por deshidratación y la pérdida de peso por destrucción de la grasa.

A la inversa, cuando una persona ingiera una cantidad exagerada de almidones, se produce una gran retención de agua. Esta es la razón por la cual las personas que comen muchos alimentos farináceos son muy propensas a los catarros de todas las mucosas, y a presentar un tipo de piel fofa. Lo más importante, sin embargo, en esta cuestión del agua, es la relación entre la sal y la hidratación.

Entre aquellas personas que fracasan en perder peso rápidamente con la dieta, muchas son las que tienen poco cuidado con nuestros consejos sobre la sal y la bebida durante las comidas; su pérdida de peso se ve considerablemente disminuida porque su equilibrio del agua se obtiene con gran dificultad. La más pequeña partícula de sal requiere una cantidad de agua exactamente determinada que se retiene en los tejidos.

Las actividades del sistema digestivo representan un gran papel en el mantenimiento del equilibrio del agua en los tejidos orgánicos. El agua pasa rápidamente del sistema digestivo al sistema circulatorio; de ahí a las células, y viceversa.

Muchas personas olvidan que el aire y el agua son alimentos esenciales del organismo. Se puede vivir durante treinta días y más aun prescindiendo de todos los alimentos ordinarios; en cambio, moriríamos en quince minutos si nos faltara el aire, y en pocos días si nos faltara el agua. Como todos los tejidos del organismo están en buena parte constituidos por agua, podemos decir que nuestra vida depende del equilibrio acuoso de nuestro organismo.

Los líquidos orgánicos tienen un 99 o más por ciento de agua; los huesos, que son los más duros de todos los tejidos, tienen el 40 %. El grado de hidratación del organismo (proporción de agua en los varios tejidos del cuerpo) es muy importante, especialmente en los tejidos líquidos, como la sangre. El individuo puede poseer una hidratación normal o patológica. Así, pues, si una dieta o métodos de reducción privan al cuerpo de agua, y ocasionan su deshidratación, el inevitable resultado será un estado patológico indiscutible.

La deshidratación puede ser responsable de toxemias violentas; produce la retracción de los tejidos y hace aparecer al individuo desmejorado y enfermizo, dando lugar a una serie de síntomas, que llegan desde la cefalalgia hasta el coma. Es importante, por lo tanto, impedir la deshidratación, y cualquier método reductor que incurra en este error debe ser considerado como peligroso. Han sido recomendadas en otro tiempo, dietas deshidratantes. Algunas de ellas, verbi gracia las dietas exclusivas de proteínas, han sido empleadas, pero no por largo tiempo; sus efectos perniciosos se hicieron patentes demasiado pronto.

El método que se usa ordinariamente para lograr la deshidratación de los tejidos es el empleo de purgantes violentos; con ellos se produce una diarrea que puede evacuar de dos y medio a tres kilos de agua del organismo. La «víctima» de este procedimiento se imagina que ha perdido peso, pero se equivoca. Lo que verdaderamente ha perdido es algo de agua y un poco de su salud, y, además, al agua la recobra muy pronto por la bebida que se ve obligado a ingerir.

Una de las principales objeciones que se pueden hacer al ejercicio como medio de adelgazar, es que resulta deshidratante por la transpiración que suele producir, proporcionándonos una pérdida de peso que es sólo aparente, pero a veces tan elevada que puede llegar a 5 o 6 kilos en un día. La misma objeción se puede oponer al baño de vapor, al masaje y a otros métodos de reducción.

El asunto del equilibrio del agua no terminaría nunca, y sería muy pesado seguir explicando la intrincada química del mismo. Bástenos decir que nuestra dieta no tiene el defecto de deshidratar.

En efecto, el kilo y medio de alimentos sólidos que ingiere el individuo contiene, con excepción de las proteínas, de un 90 a un 97 % de agua. En los obesos el metabolismo perturbado y podríamos decir enmohecido de la grasa y el azúcar se ve obligado a una disciplina más estricta por la cantidad de alimentos catabólicos ingeridos, y, además de esto, el equilibrio del agua en el organismo se encuentra rectificado. La mayor parte de los gordos retienen una gran cantidad de agua, y presentan la apariencia fofa con grandes curvas en sus caderas y respetables abdómenes prominentes con suaves movimientos ondulantes al caminar, los cuales pierden la «gracia» y se tornan firmes bajo el influjo de la dieta catabólica. Esta firmeza que nuestro régimen da a los tejidos, no se logra por medio de una deshidratación ciega, sino restableciendo el equilibrio normal del agua en el organismo.

Existe mucha confusión, incluso en la mente de los dietistas, respecto de los valores calóricos. En primer lugar, la caloría que se nos enseña a todos en la clase de Física de las escuelas secundarias es una unidad de medida distinta de la que se usa en la química de la alimentación. La caloría del físico es una pequeña caloría; la caloría de la biología es la llamada gran caloría. Representa ésta, la cantidad de calor necesario para elevar 1000 c.c. de agua un grado centígrado de temperatura. Representa, pues, una gran cantidad de calor. La falta de comprensión del significado en cantidad de calor que representa la caloría alimentaria es la razón por la cual muchas personas creen que el ejercicio puede ser un buen medio para adelgazar.

Vamos a ver lo que esto significa:

> 1 caloría grande, eleva 1 litro de agua de 0° a 1° C; 100 calorías grandes, elevan 1 litro de agua de 0° a 100° C, que es el punto de ebullición del agua a la altura del nivel del mar.

De este modo:

> 250 calorías grandes elevan 1 litro de agua de 0° a 250° C, es decir, a la temperatura de un horno.

Ahora bien, estas 250 calorías pueden ser proporcionadas por los alimentos o bebidas siguientes:

- 120 gr. de chocolate.
- 25 maníes.
- 60 gr. de azúcar.
- 3 1/2 cucharadas de almíbar.
- 2 1/2 copas de cerveza.
- 2 vasos de Jerez.

Habría preferido escribir «gran caloría» cada vez que la palabra caloría aparece en el texto, pero esto podría parecer enojoso, y llevar a confusión; espero, sin embargo, que desde ahora, en los libros sobre dietética se dará a la caloría alimentaria su propia significación de «caloría-kilogramo», más bien que de caloría-gramo, el cual es el nombre verdadero de la pequeña caloría de la física.

La poderosa caloría alimentaria debe merecer, pues, vuestro respeto. No es, ciertamente, la cosa despreciable que ciertos anunciadores aparentan creer. Hoy mismo acabo de oír por radio a un locutor que citaba unos panqueques con mantequilla aderezados con dulce de fruta, como una buena comida para las personas que tratan de adelgazar. Uno de ellos contiene sólo 375 calorías – decía el anunciante.

El buen Barón de Münchausen se habría puesto verde de envidia al oírlo. Suponiendo que el dato fuera verdadero, el número de calorías que con tanta inocencia indicaba el locutor de marras representa la energía suficiente para una caminata de 14 kilómetros a una velocidad de 5 por hora.

Si recordamos que las calorías contenidas en el alimento se ven disminuidas en parte por el gasto de energía que hace el organismo al digerir dicho alimento, se le pueden fácilmente escamotear algunos gramos al «diablo de la gordura». Los azúcares, los jarabes, las confituras, los bombones, el alcohol y algunos otros alimentos no tienen prácticamente gasto alguno de digestión; así, pues, se convierten en grasa (en los lipofílicos) con un cien por ciento de efectividad. Casi todos ellos son anabólicos.

El valor calórico «cualitativo» de ciertos alimentos, por lo que yo estoy en condiciones de saber, nunca se ha hecho presente al público, aunque esta consideración es realmente más importante que el simple número de las calorías.80g. de papas tienen el mismo valor calórico que 30 g. de pan, pero, en cambio, las primeras no pueden convertirse tan fácilmente en grasa como este último. Las calorías de la papa son más difíciles de obtener, o como podríamos también decir, tienen un gasto digestivo mayor. Las papas son, por lo tanto, más catabólicas que el pan, o sea que el pan es más capaz de engordar.

De paso, debemos hacer notar que las papas constituyen un excelente alimento, y ciertamente no merecen la severa censura que muchos obesos están inclinados a infligirle.

Probablemente les he cansado ya tanto con detalles técnicos, que estarán ustedes hasta la coronilla de ellos; lo siento en verdad, pero para que ustedes obtengan buenos resultados deben comprender perfectamente las cuestiones que se relacionan con la grasa del cuerpo. Es precisamente la familiarización con las calorías, el punto de apoyo sobre el cual debe descansar la lucha contra la obesidad. Recuérdese que del mismo modo que algunos alimentos son más catabólicos que otros, pasa lo mismo en el terreno de los anabólicos. Un litro es siempre un litro, pero un litro de whisky tiene más potencia en calorías que un litro de cerveza. El exacto conocimiento de estas diferencias es lo que asegura el éxito en la aplicación de la dieta.

Debemos añadir unas cuantas palabras sobre el valor energético de las calorías del alimento, haciendo, sin embargo, esta reserva. Si nos encastillamos en el concepto sobre la energía, determinado y originado por nuestro conocimiento de los aparatos mecánicos, nunca seremos capaces de comprender el milagro de la producción de energía por el cuerpo humano.

Por ejemplo, ese pequeño órgano del tamaño del puño que llamamos el corazón bombea 4 litros de sangre por minuto a través del cuerpo, cuando usted está durmiendo. Si usted corre o hace algún trabajo regularmente forzado, es capaz de mandar 20 o 30 litros por minuto.

Más de 500 músculos voluntarios e involuntarios, todos ellos máquinas perfectas, trabajan en sus tareas especiales. Pasan más mensajes sobre sus millones de fibras nerviosas en un solo día, que por todas las compañías telegráficas durante un año. Nuestros riñones son atravesados por 600 litros de sangre cada 24 horas.

Millares de otras funciones se cumplen en el cuerpo humano diariamente. La perfección de su conversión de calor en energía desafía la expresión en palabras. Sin embargo, podemos dar al lector alguna base para que comprenda las necesidades de energía del cuerpo humano.

Podemos considerar que el ser humano, término medio, posee con una dieta de 3.000 calorías alimentarias, el poder de un quinto de caballo de fuerza por minuto, 12 caballos de fuerza por hora, 288 caballos de fuerza por 24 horas.

Un automóvil bastante bueno puede recorrer 25 kilómetros con 4 litros de nafta, los cuales representan 26.505 calorías grandes. Esto significa que ese automóvil necesita 1.000 calorías grandes para recorrer un kilómetro. Un hombre de tamaño medio, que pesa 70 kilos, saca la suficiente energía de 51 calorías para caminar 1.600 metros, y, además, continuar con todos los procesos regulares del organismo al mismo tiempo.

¡Vemos, pues, que la caloría alimentaria significa realmente algo importante! Es posible que los valores calóricos que damos a ciertos alimentos en nuestras listas varíen algo respecto a las que contienen otros libros. Especialmente en las «listas de sustitución» para la carne (15,16,17) se encontrarán valores calóricos un poco más bajos que el término medio. Esto es así porque la estimación de los valores calóricos se ha hecho para carne completamente magra, a la cual se ha quitado previamente toda la grasa que podría estar adherida.

Hablando en general, esta variación es inevitable, puesto que el valor calórico sufre a menudo pequeñas variaciones en el mismo alimento. Los alimentos que han crecido en una región del país o en ciertos tipos de terreno, pueden contener un poco más de grasa o azúcar, vitaminas o minerales, que los que se han criado en otras regiones u otros suelos. No debe olvidarse que los alimentos difieren en sus pequeños detalles lo mismo que los individuos: una manzana es distinta de otra, y cada repollo es un individuo a su manera modesta, como usted o como yo.

Pero, aunque el valor calórico de los alimentos puede variar algo, las listas que damos son aproximaciones suficientes y constituyen guías imprescindibles.

La cocción disminuye bastante el valor calórico de las verduras y legumbres. En parte porque el agua reemplaza la materia sólida del alimento, y, en parte, porque el almidón y el azúcar de los vegetales y frutas son solubles. Nótese especialmente que el valor calórico de ciertos alimentos cocidos como los tallarines y los macarrones es extraordinariamente más bajo que el de las mismas pastas crudas (a pesos iguales). Prácticamente todo el valor calórico de los vegetales puede ser destruido por el lavado y hervido de los mismos, si se repiten por varias veces; esto constituiría, sin embargo, un mal método, porque también se perderían las vitaminas y los elementos minerales, tan necesarios para la salud.

Como hemos explicado en el capítulo que trata de los alimentos, los vegetales deben hervirse rápidamente y hay que aprovechar el líquido en que se han cocido. Esta práctica no sólo conserva valores alimentarios importantes, sino que mejora el gusto y el aroma de los vegetales.

Cada alimento, cuando se metaboliza en el cuerpo, deja un residuo ácido o alcalino, y la cuestión de la acidez o de la alcalinidad del organismo es una base esencial para su existencia. El equilibrio ácido-básico de los líquidos orgánicos, de los tejidos y de todas las estructuras en general, tiene una importancia primordial. Su medida se efectúa en términos de concentración de iones hidrógeno, y el ion es la unidad más pequeña de medida que puede ser aplicada a la materia física. A pesar de su pequeñez, la variación de un pequeño número de iones de cualquier tejido del cuerpo es de suma importancia para la salud.

El término acidosis, que se emplea con tanta frecuencia, no debería utilizarse al hablar del equilibrio ácido-básico de los tejidos orgánicos. La acidosis se refiere a situaciones muy especiales en las cuales la reserva alcalina del organismo se halla muy disminuida, como en los últimos períodos de la diabetes. Con una nutrición apropiada el cuerpo puede ser mantenido del lado alcalino de la concentración iónica, y, cuando esto no sucede, el estado que se produce se llama acidemia, no acidosis. Esto tiene mucha importancia en la cuestión del adelgazamiento, porque los tejidos del organismo, como están constituidos en su mayor parte por proteínas y grasas, al destruirse dejan un residuo ácido. Por lo tanto, durante el adelgazamiento o cuando predominantemente se producen procesos catabólicos, como en la inanición, puede desarrollarse la acidemia. Este es el peligro de un gran número de dietas de reducción, que llegan a producir no sólo acidemias, sino virtualmente una verdadera acidosis. La persona que se somete a tales dictas puede presentar síntomas muy molestos. Y no sólo se siente mal, sino que ello se ve claramente en su aspecto general.

Nuestra dieta de siete días se halla cuidadosamente calculada para proveer al organismo de la cantidad de álcalis suficiente para neutralizar, si fuera necesario, la acidosis que origina la pérdida de casi un kilo de peso por día; el paciente está garantizado de que no puede sufrir de la acidemia por este régimen.

Nuestra dieta, por otra parte, no es «debilitante». En primer lugar, contiene aproximadamente un kilo y medio de alimentos sólidos por día, y todos los alimentos que la componen, exceptuando los del grupo proteico, son literalmente una mina de substancias minerales y vitaminas. Esto es evidentemente muy distinto de los diferentes regímenes de «inanición». Nuestra dieta destruye solamente grasa.

Como que, por otra parte, nuestro régimen, compuesto principalmente de alimentos catabólicos, es muy voluminoso, llena fácilmente el estómago, aun el dilatado, que constituye la característica de muchos obesos, lo cual evita las molestias por hambre, ya que el estómago se halla bien relleno de alimentos.

Para obtener la sensación de saciedad, se requiere una cantidad mucho más grande de alimentos concentrados, como pastas, dulces, pan, etc., etc., qué de los alimentos catabólicos, como frutas y verduras. El término medio de las personas come más o menos tres kilos de alimentos por día, pero el estómago se llena casi del mismo modo con sólo un kilo y medio de frutas y vegetales, puesto que presentan mucho mayor volumen.

Los valores en vitaminas en nuestro régimen son ampliamente suficientes. Si el lector desea consultar las cantidades de vitaminas que las autoridades médicas consideran necesarias por día, puede ver fácilmente cuán ampliamente provee a estas necesidades nuestra dieta de reducción. Este hecho demuestra claramente que una dieta restringida en calorías puede proporcionar suficiente cantidad de vitaminas.

El campo fantástico y fascinante de la alergia, cuyo estudio y conocimiento aumenta y se perfecciona todos los días, promete ser uno de los más interesantes e importantes del arte de curar.

La teoría microbiana de la enfermedad, probada por el modesto químico francés Pasteur, inauguró una nueva era en la medicina. El número de enfermedades actualmente curables y que se pueden evitar por el conocimiento de los gérmenes microbianos, es imponente y, sin embargo, la solución de los problemas alérgicos parece prometer convertirse en un factor de la misma importancia para la salud del hombre.

El conocimiento más perfecto de la alergia nos ha permitido dominar ya actualmente la jaqueca, el eczema, el asma, la fiebre del heno y un considerable número de trastornos digestivos que antes eran muy tenaces y difíciles de curar. Muchos enfermos molestados continuamente por una dispepsia crónica o por el meteorismo durante treinta o cuarenta años, obtienen hoy mejoría gracias a los nuevos conocimientos sobre la hipersensibilidad a ciertos alimentos.

El espacio de que disponemos no permite que nos extendamos demasiado en estos asuntos, pero sí me gustaría hacer hincapié en lo siguiente: si un paciente desea seguir nuestro régimen y se encuentra con que padece una alergia para determinado alimento, no debe usarlo, sino substituirlo por otro. Aún más, si el paciente tiene alguna intolerancia por algún alimento, si no le «sienta bien» o incluso si tiene una aversión lógica o ilógica contra el mismo, puede omitirlo de la dieta.

Se ha podido calcular, por cuidadosos estudios llevados a cabo en la Universidad de California del Sur, que existe un 50 a 60 % de las personas que presentan alergia en cierto grado a uno u otro alimento o grupo de alimentos, y que, probablemente, una persona de cada quince sufre una alergia suficientemente pronunciada para llegar a producirle síntomas molestos.

Así, pues, si al tomar la dieta la persona no se siente bien, ello puede significar que el paciente es alérgico para uno u otro de los alimentos recomendados. Dejamos al buen sentido del lector el evitar caer en las celadas de la alergia. En caso de que se encontrara en alguna dificultad especial, tiene que consultar a un médico para que le haga una prueba o varias, a fin de determinar cuál es el alimento que le ocasiona trastornos.

Antiguamente se creía, incluso entre los médicos especializados en dietética, que en la alimentación del hombre y los animales hubiera suficiente energía, o sea la cantidad necesaria de calorías, pero cuando Justus von Liebig −un gran químico del siglo pasado− descubrió el gran valor de los prótidos, los médicos empezaron a tomarlos en consideración. Gradualmente se vino a conocer también la importancia de los elementos minerales, y por consiguiente hubo también que concederles la atención debida.

Así, pues, gradualmente se desarrolló el conocimiento de la ciencia de la alimentación, hasta tal punto, que hoy, al planear una dieta equilibrada, debemos tener presente en la mente casi unos cuarenta elementos diferentes. Estos incluyen los alimentos minerales, varias vitaminas, algunos aminoácidos esenciales, el equilibrio del agua, el volumen de los alimentos y el equilibrio ácido-básico.

Una dieta equilibrada es aquella que toma todos estos factores modificadores en consideración y aun algunos más. Es esencial para una persona que se propone adelgazar, exactamente del mismo modo que para cualquier otra persona, sana o enferma, ingerir una dieta equilibrada. No representa un gran problema calcular una combinación de alimentos que permita la pérdida de unos cuantos kilos de peso por destrucción de grasa o que por la deshidratación logre lo mismo; casi cualquier persona sería capaz de hacerlo, pero es necesario un dietista práctico, además de varios años de estudio cuidadoso para llegar a poder formular una dieta de reducción bien equilibrada.

La dieta que no llena este requisito representa un peligro. La prueba del tiempo demostrará que es así, y por esta razón, la dieta de 4'ananás y costeletas de cordero», que estuvo tan en boga, y todas sus semejantes, tienen que ser abandonadas. Nosotros, los humanos, somos capaces de hacer cosas inconsideradas y demasiado radicales para quitarnos grasa de encima, pero la Naturaleza, el Dolor y el Sufrimiento pronto nos vuelven al buen camino.

Podríamos dedicar un espacio considerable a explicar con elevadas consideraciones técnicas la prescripción de una dieta sana, que al mismo tiempo sea eficiente para adelgazar. Pequeñas cantidades de almidón y de azúcar resultan absolutamente necesarias para «proteger» la destrucción de las proteínas y favorecer la combustión de las grasas.

Una cierta cantidad de almidón y azúcar es igualmente necesario en una dieta de reducción, para prevenir el estado químico-fisiológico que se llama cetosis. Nosotros lo hemos tenido muy en cuenta poniendo una cantidad adecuada de frutas en el régimen.

Debemos saber, además, que la grasa del cuerpo puede ser transformada en azúcar cuando resulta necesario. También hemos previsto en nuestra dieta cantidades suficientes de los ácidos grasos esenciales (linoleico, etc.). Estos elementos se hallan contenidos en cantidades suficientes en los alimentos que componen nuestra dieta.

Existe una acción mutua de importancia entre el elemento sodio (Na) de la sal común y la química de los almidones y azúcares en el organismo, e igualmente existe para el equilibrio del agua. Por esto debemos pedir al lector que observe la restricción de sal con toda exactitud.

Son necesarios, asimismo, ciertos minerales y vitaminas para llevar a cabo la destrucción rápida y sin peligro de la grasa. Igualmente hay que mantener un equilibrio exacto y preciso de las proteínas para evitar la destrucción de otros tejidos que no sean la grasa; todo esto es lo que hemos hecho para usted, amable lector, en nuestra dieta de siete días, de modo que las complicaciones fisiológicas de la misma no deben preocuparle. Aquellos de ustedes que deseen enterarse a fondo de este asunto, pueden consultar cualquiera de las obras corrientes de química fisiológica.

13. Cómo hay que seguir la dieta

En primer lugar, hay que decidirse y formar un propósito determinado. La dieta no es difícil ni penosa, es un régimen protector compuesto de alimentos minerales y vitamínicos que son excelentes para la salud.

Prácticamente, para tratar ciertos tipos de trastornos cardíacos, alguna crisis de la vesícula biliar y otras enfermedades de importancia, se usa la misma especie de dieta; así, pues, este régimen es útil tanto para los obesos como para los que no lo son, es decir, es una dieta sana.

Si se desea, la dieta de reducción de 7 días puede continuarse o bien alternarla una semana sí y otra no, hasta que el peso se encuentre dentro del 10 % del normal. Algunas personas la han continuado durante semanas y meses, prácticamente en su forma estricta.

Mientras exista un exceso de grasa en el cuerpo no hay ningún inconveniente en comer alimentos que no vayan a aumentarlo.

Algunos de los que siguen la dieta, sin embargo, hacen algunas substituciones en la misma, como está indicado y permitido; de esta manera, adaptan mucho más la dieta a sus propios gustos, logrando que el proceso de adelgazamiento les resulte más agradable y cómodo.

Muchos de ellos se han acostumbrado a confeccionar menús de tres días, escogiendo los alimentos que más les agradan, y los repiten constantemente. La única precaución necesaria cuando se sigue un plan así es que al menos uno de los menús incluya una clase de carne glandular (achuras).

También existe gran número de personas que se han esforzado en estudiar los principios en que está fundado el régimen y se han hecho un plan a su propio gusto, utilizando como base el nuestro.

Esencialmente, el principio básico de la dieta es la substitución de alimentos; en efecto, en ella empleamos alimentos de pocas calorías, catabólicos y protectores en lugar de los alimentos que engordan.

Como cualquiera puede observar, la mayor parte de la gente no tiene especial preferencia por tal o cual comida; desean únicamente «llenarse» tres veces por día. Nuestra dieta proporciona satisfacción suficiente a este deseo. Pruébenla y se darán cuenta.

Hay que tomarse el trabajo de estudiar el menú de cada día, y si existen alimentos que están permitidos como substitutivos y que el lector prefiera, pueden hacerse las correspondientes substituciones. Hay que procurar que las comidas de todos los días sean lo más gustosas y agradables que sea posible. Probablemente el lector experimentará gratas sorpresas desde el primer día. Cuando descubra y empiece a apreciar el sabor delicado de las legumbres y verduras (algunas de las cuales quizás nunca ha probado) llegará a saborear la dieta, y el camino para la vigilancia permanente de su obesidad se le habrá hecho mucho más fácil. Como es natural, el obeso ha sido, en general, demasiado inclinado a comer alimentos concentrados.

Hay que seguir el plan y los principios de los menús sin desviación alguna. Deben preocuparse, por sobre todo, de la cantidad de sal de más que se ingiere, y no caer en errores; las pequeñas cantidades de sal son indudablemente necesarias para la salud del organismo, de modo que no debemos prescindir de ella en absoluto, pero la sal hace que una considerable cantidad de agua sea retenida en el cuerpo, de modo que un exceso de ella, por su intervención en el mecanismo del equilibrio del agua, ayuda al individuo a mantenerse demasiado gordo. Es necesario, pues, tomar poca sal.

Otro consejo es el de no beber agua durante las comidas. Es preferible bebería media hora antes o media hora después y puede beberse toda la que sea necesaria lejos de las comidas. En caso de sufrir algo de hambre entre las comidas o antes de irse a la cama, basta con mascar un poco de apio, pero no hay que tomar otro alimento o bebida, ni siquiera jugo de frutas. Ante todo, hay que pensar que estamos siguiendo una dieta terapéutica, y que se está intentando llevar a cumplimiento un propósito químico completamente definido. La disciplina es por lo tanto importante.

Debe procurarse que la evacuación intestinal sea completa todos los días. En realidad, la pérdida de peso que se obtenga vendrá determinada por el tipo, cantidad y grado de eliminación. Esta cuestión es también complicada, de modo que toda consideración referente a la nutrición del cuerpo humano se halla relacionada con esta eliminación de desperdicios. El sistema digestivo no es solamente la vía de introducción de material en el cuerpo, sino que es también el canal principal por el cual se descargan los residuos alimentarios. Algunos de los tejidos que se destruyen en el cuerpo por el metabolismo, y especialmente los que resultan de la destrucción de la grasa, se eliminan por esta vía.

Si mientras sigue la dieta la persona se hace constipada (estreñida), no sólo no perderá el peso que debiera, sino que además se sentirá muy mal. Esta situación no debe tolerarse de ningún modo.

Personalmente, no apruebo el uso de laxantes o purgantes de naturaleza química, puesto que ellos actúan por irritación. También está prohibido en nuestra dieta el uso de aceites minerales (vaselina), puesto que estos aceites tienen tendencia a evitar la absorción de la vitamina A que poseen los alimentos, además de otras substancias nutritivas. De esta manera, si se usa aceite mineral, el valor nutritivo de la dieta disminuirá, y además se producirá una perturbación en la intrincada química fisiológica de los minerales y de la proteína; ahora bien, como la dieta está calculada muy estrictamente, y no puede tolerar excesivas pérdidas, debemos insistir en que no se use el aceite mineral para el estreñimiento.

Todas las píldoras o laxantes que dan lugar a una descarga diarreica o acuosa, con la consiguiente deshidratación, están estrictamente prohibidas. Ellas serían causa de un trastorno del delicado equilibrio del agua, que tanto hemos tenido en consideración al estudiar deliberadamente una dieta equilibrada.

Apruebo y recomiendo en cambio el uso de los hidrogels, del tipo de agar-agar, puesto que ayudan a la evacuación y no contienen productos químicos activos, actuando por absorción de agua y aumento de volumen de las materias fecales. Constituyen, en regular cantidad, un suave estímulo para los movimientos del sistema digestivo.

Los hidrogels (mucílagos) están compuestos de pentosas vegetales. Cualquier médico puede recomendar algún específico registrado que pueda usarse como profiláctico contra una posible constipación.

El hecho de seguir la dieta no impide en absoluto las actividades diarias usuales de la persona; de hecho, el ejercicio y el trabajo ayudarán a la destrucción de grasa. Es natural que cuanta más actividad desarrolla el individuo más peso va a perder. Muchos de los que siguieron la dieta cuando la dimos por radio, ayudaron a la destrucción de su grasa dando un paseo todos los días de, al menos, un kilómetro.

Es más fácil reducir el peso en el verano, que es cuando los poros de la piel están más activos y la pérdida de calor del cuerpo es mayor, que en el tiempo frío. Un individuo que pese 90 kilos puede perder perfectamente 5 kilos en diez días durante los meses del verano haciendo la dieta catabólica, pero quizás no perderá más de 4 en invierno y 4 1/2 en la primavera o el otoño.

La transpiración se lleva una gran cantidad de sal del cuerpo; por lo tanto, los que sigan la dieta en verano deben tomar un poco más de sal que los que la hagan en invierno. Por lo demás, esto es una buena costumbre para cualquier persona gorda que transpire fácilmente, tanto si sigue la dieta como si no, ya que la falta de sal en el organismo da lugar a síntomas muy desagradables.

Los que sigan la dieta en invierno, pueden compensar algo el calor del verano, que tanto ayuda a la transpiración, tomando diariamente un baño de asiento caliente. La técnica del baño es como sigue: se deja llenar el baño con la suficiente agua caliente para cubrir los muslos y entonces uno se apoya hacia atrás y queda en reposo. Así se aumenta la pérdida de calor del cuerpo, y el metabolismo se activa rápidamente.

En presencia de corrientes de aire y con la piel desnuda, el metabolismo aumenta extraordinariamente, de manera que si uno se toma la molestia de pasarse veinte minutos en la mañana o en la noche desnudo en la habitación (con la ventana entornada) aumentará notablemente el metabolismo y ayudará a la reducción de peso.

Hemos discutido ya en páginas precedentes el problema de las alergias e hipersensibilidades a los alimentos. En caso de no haberlo entendido bien claro, es importante volverlo a leer porque tiene realmente importancia. Siempre que se presente una intolerancia al alimento, la forma de la dieta tiene que ser modificada de acuerdo a las necesidades individuales.

Recomendaciones finales

En cuanto se hayan leído estas instrucciones, llegaremos al detalle de la dieta planeada para 7 días. Los menús que la componen son los originales que se radiaron en la gran prueba de miles de radioyentes, y que se imprimieron y repartieron profusamente.

En las páginas finales se encontrarán veinte listas de alimentos sustitutivos. Estas listas se dan por muchas razones y, principalmente, porque en ellas se tiene en cuenta el valor en elementos minerales y en vitaminas.

Habría sido mejor conservar exactamente el número de calorías, pero el paciente debe tener este cuidado por sí mismo, al seleccionar los sustitutivos. Así, si se quiere sustituir el medio plato de puré de nabos por otro vegetal cualquiera, hay que consultar la lista de sustitución N° 11. Allí se encontrará que las acelgas, por ejemplo, tienen un valor calórico mayor que los nabos; por lo tanto, se tendría que comer sólo 200 gramos de éstas en lugar de 230 de nabos.

Sin embargo, no hay que preocuparse mucho por esta cuestión, pues las acelgas tienen un gasto catabólico de digestión algo mayor que los nabos. Este mayor valor calórico gastado en la digestión compensa en parte las calorías de más.

Respecto a la sacarina se ha rumoreado que puede hacer algún mal; esto no es cierto, y nunca se ha demostrado que fuera dañina para la salud. Es verdad que un decreto exigió que se haga saber en las etiquetas cuando se ponga sacarina en los dulces, pero esto se hizo solamente para que no se engañara al cliente respecto al verdadero valor calórico de los alimentos preparados con ella, que es mucho menor que los preparados con los diversos azúcares. Muchos diabéticos han estado usando la sacarina durante largos años, y en la guerra de 1914 a 1918 constituyó constantemente una parte integrante de la dieta de los alemanes. Puede, pues, emplearse perfectamente la sacarina, cuando se prefieran los alimentos azucarados. Cualquier farmacéutico al vendérsela le podrá indicar cómo hay que emplearla.

Para evitar la insipidez de los alimentos con poca sal, pueden usarse los diversos sustitutivos que hoy están en el comercio. Estas sales de sustitución son hoy en día muy empleadas por los médicos que necesitan prescribir a sus enfermos las dietas sin sal, como, por ejemplo, en la hipertensión arterial, en la nefritis, en la alergia, etc., etc.

Todos los alimentos recomendados pueden usarse lo mismo frescos que de lata, pero, siempre que se pueda, es mejor usarlos frescos. Con todo, los métodos actuales de conservación son muy buenos y se ha tenido mucho cuidado en conservar el valor mineral y vitamínico de los alimentos. Incluso a veces el valor nutritivo de los alimentos en latas es mejor por el cuidado que ponen los fabricantes en exigir que los alimentos estén en su mejor sazón.

También puede decirse lo mismo de los alimentos congelados, por el cuidado que se pone en su selección.

No necesito decir a ustedes que la dieta de 7 días no representa más que el primer asalto contra el «Diablo de la Gordura». Tiene sólo una importancia relativa el perder unos kilos rápidamente en pocos días; lo esencial es aprender a hacer uso de los principios catabólicos.

Después de hacer las primeras armas, el paciente puede adoptar una marcha menos impulsiva o más calmosa: lo esencial es que tendréis al «Diablo de la Gordura» a la defensiva y no en el ataque, como lo tenéis ahora.

Cuando se preparan las frutas en lata para servir a la mesa, hay que tener la precaución de quitar completamente el almíbar; éste puede pasarse a otras personas de la familia para quienes resulte útil. También pueden comprarse latas de fruta preparadas al agua simplemente.

Algunas personas nos han escrito que no se encontraban bien en los dos primeros días de la dieta; se sentían débiles o con astenia. Esto puede deberse a la falta de ciertos estimulantes como el café o el alcohol, de los que se prescinde en la dieta. Tanto el café como el té, el chocolate, el mate, etc. contienen drogas como la cafeína, la teína, la teobromina, que al ser eliminadas de la comida diaria pueden dar lugar a algún síntoma desagradable.

Un panadero que seguía la dieta se quejó de que se sentía mareado; yo le sugerí que, como en su trabajo transpiraba mucho, podía ser debido a pérdida excesiva de sal, y, en efecto, al tomar un poco de sal con agua desaparecieron todos sus síntomas.

Algunas personas tienen un nivel muy bajo de glucosa en la sangre, lo que se llama en términos técnicos hipoglucemia. Eso es lo que pasa en los diabéticos que se tratan con insulina, si se les inyecta una cantidad demasiado elevada. Algunas dietas de reducción pueden producir este mismo efecto.

En circunstancias ordinarias esto no debe pasar con nuestra dieta, que es bastante rica en azúcares vegetales por la fruta que contiene. Sin embargo, si esto se produce en alguna persona, bastará con un terrón de azúcar para hacer desaparecer la sensación de debilidad y cansancio que ello ocasiona.

Por última vez repetimos al lector que con todo y que nuestra dieta es muy pobre en calorías, lo que en realidad da lugar a la baja de peso es más bien el efecto de los alimentos de que se compone. Como prueba de ello debemos decir que, si por ejemplo una persona quiere reducir su peso limitándose a comer seis rebanadas de pan por día, lo que constituiría una dieta muy baja en calorías, tendría, sin embargo, muy poco éxito.

Al vigilar, pues, la reducción de peso, no sólo hay que tener en cuenta el tomar pocas calorías en alimento, sino principalmente el comer alimentos de carácter catabólico; esto cuenta más que la reducción del número de calorías.

Recordemos también que la grasa del cuerpo se halla en forma líquida y no sólida; viene a ser como un combustible que sólo puede destruirse por medios químicos, esto es, por la química alimentaria.

14. La dieta

Durante los 7 días de la dieta reductora será mejor comer siempre exactamente el mismo desayuno. Esto no resultará particularmente molesto, pues mucha gente está acostumbrada a la taza de café con tostadas todos los días. Además, esta costumbre es frecuente entre las personas obesas que, como una regla bastante común, suelen comer mucho menos en el desayuno que las personas que no están gordas.

El desayuno será el siguiente todos los días:

- Una naranja pequeña o su jugo ...... 120 gr.   50 calorías
- Una pera .... 120 gr.   50 calorías
- Una taza de café con leche .... 240 gr.   100 calorías
  (poco café; casi toda leche)
  Total .... 480 gr.   200 calorías

Este tipo de desayuno es únicamente una sugestión; puede substituirse el café por té o mate cocido si se prefiere, que constituyen alimentos análogos al café. En lugar del jugo de naranja podemos utilizar el jugo de cualquier otra fruta de la lista de substitutivos N° 2. Asimismo, cualquier substitutivo de la lista 1 a 4 puede emplearse en lugar de la pera.

Aunque hasta ahora haya sido hábito constante del paciente tomar solamente café sin, a veces, ninguna clase de pan o tostadas es necesario que en esta ocasión coma algo de fruta, y por lo menos 150 calorías si es que quiere seguir nuestra dieta. En primer lugar, deseamos obtener la acción catabólica de estas frutas y por otra parte necesitamos que se ingieran las vitaminas y los minerales que contienen, así como sus materiales alcalinos.

Así, pues, cada uno puede planear su propio desayuno, pero hay que comerlo religiosamente.

LUNES – primer día

¡Buenos días! Higiene digestiva antes o después del desayuno. ¿Qué le parecería un baño de aire? Pésese después de la evacuación diaria. Recuerde que tiene que vigilar la sal que come. No beba agua en las comidas.

Tome el DESAYUNO HABITUAL. No lo deje pasar. Recuerde que tiene que comer para perder peso.

Lista de substitutivos	Comida de mediodía	Gramos	Calorías
6, 7, 8	Ensalada de tomates y lechuga 1 tomate pequeño 60 gr. de lechuga Condimentos	180	32
10, 11	1 plato de puré de nabos y 1 bife de 120 gr	360	210

9, 12	1 plato de chauchas	120	20
1 4	1 durazno	180	45
		840	307

Cena

7, 8	*Ensalada de berros y cebolla*	135	36
13, 14, 15	½ plato de berros 4 cebollas pequeñas Condiméntese. 1 costeleta (sin grasa) de cordero	120	150
10, 12	6 espárragos y condimento	120	20
1, 2, 4	3 rodajas de ananá	120	45
	Total......................	495	251

Total, de calorías por día: 758
Total, de cantidad de comida por día: 1.815 gramos.

MARTES – segundo día

¡Buenos días! Piense de nuevo en la higiene digestiva, y luego, pésese. Un baño de aire le aclarará la cabeza. Sería tonto quererse engañar hoy y olvidar la vigilancia de la sal, y beber agua en las comidas. Ayer no anduvo mal del todo, ¿verdad? Piense en lo enérgico que se va a sentir hoy.

Tome su DESAYUNO HABITUAL Le perjudicará si no lo come.

	Comida	Gramos	Calorías
	Ensalada de repollo y pimiento	210	45
	1 plato de repollo con		
	2 tiras de pimiento y 1 cucharada de perejil		
16, 18 19	1 huevo duro con 100 gr de jamón sin grasa	145	175
7, 10, 11	½ plato de zanahoria con huevo	75	25
	4 mitades de damascos	45	30
	Total....................	475	275

	Cena	Gramos	Calorías
6, 8	Ensalada de rábanos 100 gr de rábanos 100 gr. de lechuga Condimento	180	25
13, 14	Filete de bacalao	120	110
10, 12	1 plato de espinacas	150	18
2, 5	1 plato de zapallitos	180	27
	1 plato de fresas y 50 gr de queso fresco	140	135
	Total ....|	770	315

Total, de calorías por día: 790.
Total, de comida por día: 1.725 gramos.

MIÉRCOLES – tercer día

¡Buenos días! ¿Qué hay de la higiene digestiva? Pésese después. Tome en seguida su baño de aire. La dieta será mucho más fácil hoy. Recuerde, no obstante, que debe tener cuidado con la sal; no beber mientras come.

Tome el DESAYUNO HABITUAL. La fruta le ayudará a alcalinizarse.

Lista de substitutivos	Almuerzo	Gramos	Calorías
	Ensalada de pepinos 1 pepino (10 cm. por 6 centímetros). 30 gr. repollo blanco picado 1 cebolla tierna Condimento.	180	34
6, 8 3, 4, 5	1 pejerrey mediano a la parrilla con media manzana rallada	220	186
	Queso fresco y jalea de limón	100	160
	Total	500	380

	Cena		
6, 7, 8	Ensalada de lechuga romana 10 hojas de lechuga Condimento.	100	20
1| 11	½ plato de cebolla hervida	60	2
16, 19	Bife de hígado	120	155
9, 12	2/3 de plato de chauchas.	120	20
S, 5	½ plato de cerezas.	100	35
	Total ...	500	252

Antes de acostarse

½ pomelo (9 cm. de diámetro)

Total, de calorías en el día: 872.
Total, de peso: 1.700 *gramos.*

JUEVES – cuarto día

¡Buenos días! Higiene diaria. ¿No le gustaría un baño de aire? ¿Cómo anda el peso hoy? ¡Ánimo! No beba agua en las comidas.

Tome su DESAYUNO HABITUAL. No deje de tomarlo, recuerde que tiene que comer para adelgazar.

Lista de substitutivos	Almuerzo	Gramos	Caloría
	Apio con queso: 3 tallos de apio 45 gr de queso	120	66
6, 7. 8 9, 10	2/3 de plato de *chucrut* con 1 salchicha de Frankfurt	150	127
10, 12	½ plato de repollo rojo	60	20
I, 2, 4	½ pomelo	120	40
	Total......................	450	253

	Cena		
6, 7. 8	Ensalada de escarola 6 hojas de escarola 1 cucharada de condimento	60	15

		Gramos	Calorías
10, 12	½ plato de brócoli	100	24
9, 11, 12	2/3 de plato de chauchas con 50 gr de jamón dulce	220	180
15, 17	1 bife, sin grasa, a la parrilla o a la plancha	120	170
3, 5	½ plato de cerezas	100	35
	Total	600	424

Al irse a la cama
1/2 pomelo. 120 40

Total, de calorías en el día: 917

Total, en peso: 1.650 gramos.

VIERNES – quinto día

¡Buenos días! La higiene digestiva tiene que marchar actualmente como un reloj, y el baño de aire resulta muy agradable. ¿De modo que usted no creía que pudiera perder peso tan rápidamente? Además, ya ve usted que puede pasarse con poca sal. Cuidado con engañarse, pues. No se olvide de no beber en las comidas. No ande comiendo de a poquito.

No abandone el DESAYUNO HABITUAL. Tiene que comer para adelgazar.

Lista de substitutivos	**Almuerzo**	**Gramos**	**Calorías**
	Ensalada de espárragos	100	22
6.7	**4 espárragos**		
	1 cebolla tierna		
	1 hoja de lechuga		
	Condimento.		

11	1 plato de coliflor al horno	120	20
9, 12	½ plato de arvejas tiernas con 80 gr de mollejas a la plancha	200	160
9, 11	½ plato de zanahorias	100	30
1, 2	½ pomelo	120	40
		540	272

Cena

6, 7, 8	Tomate con apio Condimento	150	30
9, 11	plato de nabos	135	30
13, 14	*filete de* merluza, asado	120	100
	¾ de plato de repollo colorado	100	30
10, 12 1,	4 medios damascos y 50 gr de queso fresco		
4, 5		95	130
	Total	600	320

Total, de calorías en el día: 792.
Total, en peso: 1620 gramos.

SÁBADO – sexto día

¡Buenos días! ¿Se da cuenta usted ahora cuán importante es la higiene digestiva? ¿A qué se debe su buen ánimo? En primer lugar, a que su organismo está lleno de minerales y vitaminas de efecto mágico. Usted se siente esta mañana tan fuerte porque ya se ha restablecido el equilibrio acuoso. Las felicitaciones de sus amigos le alegran, ¿verdad? Todavía hay que vigilar la sal y el agua en las comidas.

No deje su DESAYUNO HABITUAL. Recuerde que tiene que comer para adelgazar.

Lista de substitutivos	Almuerzo	Gramos	Caloría
1, 2, 4	Ensalada de apio y manzana 3 tallos de apio ½ manzana chica 1 hoja de lechuga	150	44
10, 12	¼ de plato de remolacha con sus hojas y 1 presa de pollo asado	280	195
11, 12 3,	1 plato de hongos hervidos	180	7
4, 5	2 mitades de durazno	180	45
	Total......	790	291

Lista de substitutivos	Cena	Gramos	Caloría
6, 8	Nabos picados con lechuga ½ plato de nabos 1 hoja de lechuga Condimento	120	33
9, 11	Berenjenas y tomates 1/3 de plato de berenjenas 1/ 3 de plato de tomates	180	27
15, 16	Pierna de ternera a la parrilla	120	145
1, 4	2/ 3 de plato de ananá	120	45
	Total.......	540	250

Al irse a la cama o a la salida del cine

½ pomelo	120	40

Total, de calorías en el día: 781.

Total, en peso: 1.930 gramos.

DOMINGO -séptimo día

¡Buenos días! Este es el último día. ¿Está usted contento? Sus células y su metabolismo graso, tan maltratado, lo están también. ¿Se da cuenta ahora por qué se vendieron 500.000 ejemplares de esta dieta? ¿Sobran aún kilos? Prolongue la dieta unos cuantos días más, comenzando con el día de mañana. ¡Derrote al Diablo Gordo en toda la línea!

Tome su DESAYUNO HABITUAL. No olvide que hay que comer para adelgazar.

Lista de substitutos	Almuerzo	Gramos	Calorías
6, 7, 8	tomate y lechuga	120	35
10, 12	1 plato de hongos	180	7
9, 11	½ plato de nabos	135	30
13, 16, 17	pechuga de pollo a la parrilla	120	155
3, 5	¾ de plato de fresas	100	35
	Total....	655	262

Lista de substitutos	Cena	Gramos	Calorías
18, 19	Huevo revuelto con espárragos 1 huevo 3 espárragos	120	90
10, 12	1 plato de varias verduras mezcladas y 1 bife de hígado	220	175
1, 2, 4	1 naranja chica	120	50
	Total.......	460	315

	Antes de acostarse		
	½ pomelo	120	40

Total, de calorías en el día: 817
Total, en peso: 1.715 gramos.

Lista de substitución para frutas crudas

(calorías para porciones de 120 grs.)

(1)

- Melón – 29
- Melón moscato – 46
- Papaya – 58
- Sandía – 35

(2)

- Pomelo – 57
- Limón – 51
- Limas – 60
- Naranja – 60
- Ruibarbo – 27
- Mandarinas – 57

(3)

- Moras (zarzal) – 68

- Frambuesas – 57
- Fresas – 45

(4)

- Manzanas – 72
- Damascos – 85
- Nectarinas – 84
- Duraznos – 47
- Peras – 48
- Ananá – 50

(5)

- Cerezas – 91
- Uvas – 85
- Ciruelas – 48
- Ciruelas pasa – 69

Lista de substitución para ensaladas y verduras crudas

(Calorías por 120 gramos)

(6)

- Espárragos – 26
- Repollo – 28
- Coliflor – 35
- Apio – 21
- Apio (hojas) – 16
- Pepinos – 20
- Rabanitos – 26

(7)

- Remolacha – 54

- Zanahorias – 53
- Cebollas – 48
- Pimiento morrón – 55
- Tomate – 26

(8)

- Achicoria – 30
- Cebolla tierna – 56
- Lechuga – 14
- Perejil – 0
- Berros – 36
- Escarola – 24

Lista de substitución para vegetales cocidos

(Valor calórico por porción de 120 gramos)

(9)

- Chauchas en conserva – 27
- Chauchas frescas – 23
- Ají – 23

(10)

- Acelgas – 48
- Acelga hojas – 26
- Brócoli – 84
- Zanahorias – 36
- Cardo – 28
- Diente de león – 69
- Repollo crespo – 29
- Acedera – 10
- Espinaca -14

(11)

- Remolacha – 48

- Zanahoria – 36
- Coliflor – 17
- Berenjena – 32
- Colirrábano – 17
- Cebolla – 47
- Chirivía – 57
- Papas (hervidas) – 113
- Tomates – 26
- Nabos – 27

(12)

- Espárragos – 21
- Repollo rojo – 26
- Repollo blanco – 19
- Lechuga – 6
- Apio – 6
- Pepino – 4
- Hongos – 2
- Rabanitos (crudos – 26
- Salsifí – 52
- Chucrut – 28
- Zapallo – 23

Lista de substitución para pescados cocidos

(Calorías por porción de 120 gramos)

(13)

- Mejillones – 100
- Cangrejo – 93
- Langosta – 98
- Almejas – 77
- Ostras – 57
- Langostinos – 116
- Lenguado – 110

(14)

- Merluza – 120
- Pejerrey – 100
- Bacalao – 105
- Brótola – 115
- Ranas (patas) – 77

Lista de substitución para carne

(Calorías por 120 gramos)

(15) Muscular

- Buey: hervido – 255
  - a la plancha – 165
  - asado – 185
  - roastbeef – 175
  - jamón frito – 175
  - carnero (costeleta – 155
- Ternera: costeleta sin grasa – 172
- pierna asada (sin grasa) – 145

(16) Achuras (glandular)

- Hígado de buey – 155
- Riñón de cordero – 110
- Molleja – 220

(17) (Aves)

- Pollo (parrilla) – 156
  - pechuga – 157
  - asado – 210
- Gallina de Guinea – 170
- Perdiz – 170
- Pavo asado – 195

Lista de substitución de la albúmina (para vegetarianos)

(Calorías en 120 gramos)

(18) *Para substituir carne y pescado*

- Porotos (frijoles, alubias): fritos – 150
- Porotos comunes, hervidos – 122
- Porotos mantequilla – 152
- Porotos rojos – 160
- Soja – 170
- Arvejas – 145

- Lentejas – 160

(19) *Para substituir carnes glandulares*

- Queso (sin grasa) – 191
- Huevos de gallina – 180
- Porotos de soja – 170

Lista de substitución extra (para personas poco disciplinadas)

(20)   (Calorías en 120 gramos)

En lugar de pan y mantequilla: Pickles agrios (encurtidos)

En lugar de cenas de medianoche:

- Consomé de ternera – 30
- Caldo usual, desgrasado – 19

En lugar de helados:

- Limonada – 36
- Jugo de lima – 36

En lugarde cerveza:

- Sidra – 50
- «Coca-Cola«– 40

En lugar de copetines:

- Jugo de pomelo – 50
- Soda simple – 0

En lugarde «cóctels»:

- Jugo de naranja – 45
- Justo de ananá – 69

En lugar de «whisky»: Café negro (con sacarina) – 0

En lugar de budín: Gelatina con fruta – 178

En lugar de golosinas entre comidas: Leche desnatada – 47

En lugar de los condimentos comunes:

- Salsa de ají chileno – 25
- Cebolla – 0
- Ajo – 0
- Perejil – 0 (por la pequeña cantidad empleada)

15. ¡Socorro!

Hemos dado a ustedes, pues, la dieta de reducción, exactamente la misma que siguieron en abril de 1935, 26.000 radioyentes. No me he atrevido a hacer modificaciones en ella, porque hay personas que aseguran que ningún otro régimen sería capaz de hacerles perder peso.

Esto no es cierto, naturalmente. Lo que verdaderamente es reductor en la dieta es el principio catabólico en que ella se funda. En realidad, podrían formularse docenas y docenas de regímenes de siete días, que serían capaces de hacerle perder al término medio de los obesos, quinientos gramos o más por día; para esto es que pusimos en el libro las listas de substitución.

Lo que de verdad hemos hecho es dar una nota o una lista de los alimentos que son capaces de ejercer un efecto catabólico, para que el mismo lector pueda acomodarla a sus gustos y necesidades. Es conveniente tomarse el trabajo de hacerlo. Haciendo esto nos ayudarían en un trabajo que es muy importante y que está por hacerse, esto es, tener un número considerable de diferentes dietas fundadas en el mismo principio y que produjeran el mismo efecto.

Leo todos los números del «Journal of the American Medical Association» y el estudio de los artículos que me interesan especialmente me permite creer que, en opinión de los mejores médicos del país, la cantidad de obesos que existe constituye un verdadero problema de salud pública. Así, pues, los médicos se han visto obligados a preocuparse del tratamiento de la obesidad, como de una enfermedad que es, a fin de cuentas, lo que realmente es.

La ciencia que trata de la obesidad o adiposis se llama adiposología; la adiposis constituye la acumulación de grasa en el cuerpo.

Los beneficios que acarrearía a la humanidad una lucha organizada, deliberada e inteligente contra la obesidad, son enormes. Por otra parte, el progreso médico se apoya a menudo en las demandas del público y, por ello, tanto yo como usted, amigo lector, podemos ser de ayuda. Véase a continuación el porcentaje de muertes a las que contribuye la obesidad, y se podrá dar cuenta de cómo podríamos ayudar a rebajarlo.

Principales causas de muerte en el mundo

Muertes por año, 2017

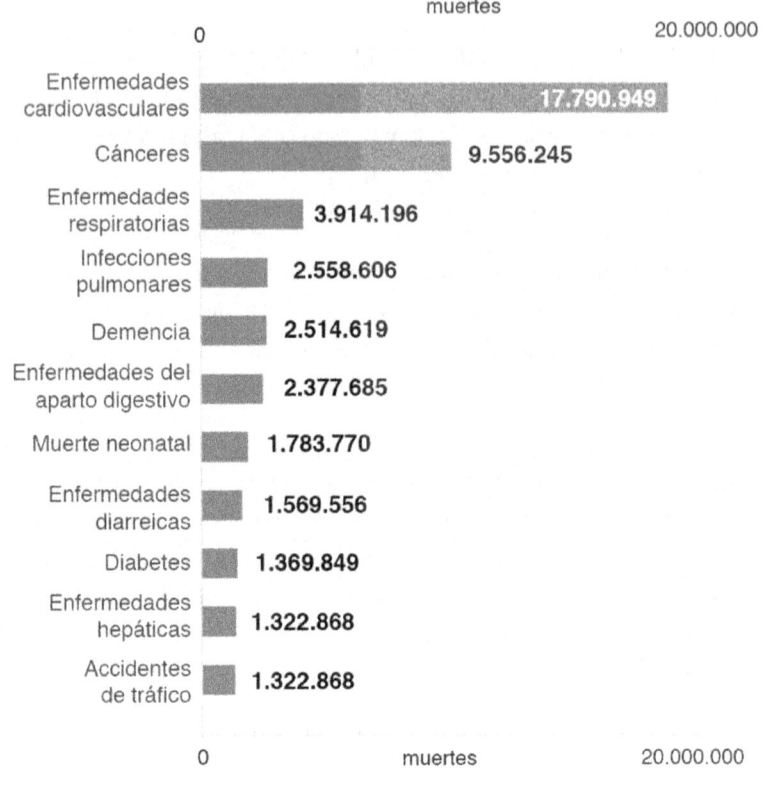

muertes

| | 0 | | 20.000.000 |

Enfermedades cardiovasculares	17.790.949
Cánceres	9.556.245
Enfermedades respiratorias	3.914.196
Infecciones pulmonares	2.558.606
Demencia	2.514.619
Enfermedades del aparto digestivo	2.377.685
Muerte neonatal	1.783.770
Enfermedades diarreicas	1.569.556
Diabetes	1.369.849
Enfermedades hepáticas	1.322.868
Accidentes de tráfico	1.322.868

0   muertes   20.000.000

Fuente: IHME, Global Burden of Disease.   BBC

El exceso de mortalidad encontrado en los obesos que padecen de colecistitis, gripe y cirrosis del hígado, es variable.

Hoy en día está naciendo una nueva especialidad médica de alcance imprevisible: la geratología que es la ciencia del tratamiento de las enfermedades y achaques de la vejez. La adiposología viene a ser la niñera de esta reciente nueva división del arte de curar, puesto que la obesidad acelera el comienzo y, a menudo, da el golpe de gracia a enfermedades tales como la diabetes, la arteriosclerosis, la nefritis y otra serie de enfermedades mortales que representan en los EE. UU., anualmente, la pérdida de medio millón de vidas. Es por completo cierto que un corazón adiposo en un hombre de 40 años representa un corazón que fisiológicamente tiene ya 60 años.

El interés con que las revistas médicas se ocupan de la obesidad, nos indica que en días venideros estas publicaciones pondrán toda su influencia en lograr que se forme un cuerpo de especialistas para el tratamiento de estas afecciones. ¿Y por qué no? ¿Sería, acaso, correcto dejar que la lucha contra problema tan grave fuera abandonada en las manos de cualquier individuo aislado, que por azar tiene interés en el asunto, ya por razones pecuniarias o por otras más sospechosas aun? No está lejos el día en que los «adiposólogos» serán miembros respetados en la hermandad de los especialistas médicos.

Ya he indicado en otros lugares las diversas ocasiones en que un médico puede ser de gran ayuda a la persona que desea perder peso, pero aún hay otras razones.

A menudo oímos la frase: «Pierda usted peso, si su salud se lo permite». ¡Cuán tonto es esto! Sería como si uno dijera: «Deje usted de fumar, si su salud se lo permite».

No existe circunstancia alguna en que la salud de una persona obesa no permita una reducción de su peso. Es solamente la manera como se verifica la reducción de su peso, lo que requiere el juicio de un médico. Indudablemente, se puede hacer mucho daño con un régimen mal equilibrado. Sólo para evitar estos regímenes y para observar las necesidades personales y las peculiaridades de cada individuo, es ya necesaria la asistencia del médico; pero no sólo para esto.

El médico debe representar también el papel de tutor. Es de gran ayuda para la moral individual el hecho de tener que dar cuenta a alguien, de vez en cuando, del progreso en la pérdida de peso; si la persona a quien se debe dar cuenta es un médico con la autoridad de su profesión, el efecto beneficioso es aún mayor.

Es relativamente fácil silenciar la propia conciencia cuando se hacen las cosas mal, cuando se toleran ciertas tentaciones; pero silenciar, en cambio, las opiniones del médico, ya es otro cantar; con ayuda del médico el enfermo se sentirá más apoyado para resistir la tentación de engañarse, puesto que el médico es una conciencia que uno puede ver y oír, y cualquiera comprende lo que el médico le dice en un lenguaje que no dará lugar a confusiones.

Además de esto, cuando la persona se presenta al médico y no ha perdido peso, a pesar de la dieta, él encontrará pronto la causa del porqué ha fracasado el tratamiento. Es muy fácil engañarse a sí mismo respecto a lo que se come o lo que no se come, pero no será fácil engañar al médico.

Muchos de nosotros somos débiles respecto a los fines que nosotros mismos nos hemos impuesto; necesitamos un sargento que nos vigile. No existe ninguna razón, por ejemplo, para que cualquier persona de suficiente inteligencia no pueda llegar a obtener los mismos conocimientos que se aprenden en el bachillerato, simplemente estudiando en su propia casa con libros, y, sin embargo, la mayoría de las personas encuentra que es mucho más fácil asistir al colegio, en el cual los propios deseos de educación se ven fortalecidos por la presión que ejercen sobre ellos las autoridades y los profesores.

Exactamente del mismo modo, el que por su cuenta se decide a hacer un régimen de reducción, necesita una mano firme que lo sostenga, porque de otro modo es probable que se coloque él mismo en los diversos papeles de juez, jurado y defensor.

Nosotros, los lipofílicos, necesitamos una dirección y auxilio amistosos, que nos den ánimo y que nos guíen cuando estamos en el plan de reducir nuestro peso. El médico puede añadir a éste, su conocimiento y su autoridad profesional, y esto merece que se pague a un buen precio. Precisamente les tenemos cierto respeto porque pagamos por las molestias que les ocasionamos y por sus «mandatos». Los consejos gratis no son apreciados ni seguidos. Dañan tanto al enfermo como al médico.

Deténgase un momento, amable lector, a pensar sobre nuestra dieta. Si nuestras ideas son correctas, un individuo gordo es aquel que tiene desequilibrada la relación entre los procesos internos de anabolismo y catabolismo.

La razón por la cual nosotros somos lipofílicos es que en nuestro organismo predomina el proceso anabólico. En el adulto sano, el anabolismo y el catabolismo deben ser iguales, y cualquiera que se halle un 5 % fuera de este equilibrio se encontrará con que está demasiado delgado o demasiado gordo, según el lado para donde se incline el fiel del metabolismo.

Si una cantidad determinada de alimento catabólico añadido a la dieta puede ayudar a la regulación de los procesos metabólicos que se hallan desarreglados, ¿por qué no beneficiarse con la guía de un médico, que es la persona más capaz para ocuparse de este problema? ¿Acaso no va a ser mucho más fácil seguir una dieta si un médico nos estudia cuidadosamente desde un punto de vista individual?

El médico nos dirá, por ejemplo: «Vea, amigo, usted puede muy bien mantener exactamente su peso comiendo más o menos 500 g. de alimentos catabólicos por día».

El consejo diferirá, naturalmente, según las particularidades especiales del metabolismo de cada persona, y, por lo tanto, será la fórmula que convenga a cada uno de nosotros. Desde ese momento el mantenernos en el peso normal será una cosa extraordinariamente fácil.

Cuando yo, por ejemplo, como dos tercios de alimentos catabólicos y un tercio de anabólicos, mi peso se mantiene entre 79 y 80 kilos, y si me mantengo exactamente en el 65 % de alimentos catabólicos, estoy siempre en el mismo peso. Entonces, puedo comer pan, papas o un poco de pastel de chocolate si así lo deseo.

De este modo, nos hemos apartado de la idea de que la eliminación de uno o más alimentos de nuestros menús constituye la lucha real contra la gordura; esta medida inadecuada y poco satisfactoria no es ni siquiera un buen golpe contra el enemigo. Este sacrificio lo hacemos como una pena que nos infligimos nosotros mismos por nuestra culpable glotonería.

Con seguridad que el lector estará de acuerdo con nosotros en que la persona obesa no hace mucho en contra de su gordura cuando se impone una pequeña multa, disminuyendo algunas papas o algo de pan, a pesar de que antes fue excesivamente glotona; su actitud mental suele ser la siguiente: «No obstante, haciendo esto, perdí tres kilos en un mes y medio. » Y esto puede ser verdad, pero durante los últimos diez años el mismo individuo ha perdido en diversas oportunidades quizás 50 kilos de esta manera, pero esos kilos ha vuelto a adquirirlos de nuevo, después de cada tentativa de adelgazamiento. Lo que verdaderamente ha hecho es quitarse tres kilos ahora y ganarlos después, quitarse otros tres y volverlos a ganar, y así sucesivamente.

Esto constituye uno de los juegos favoritos del obeso: quitar y poner. Con esto no se llega a ninguna parte, puesto que su metabolismo, que es el culpable, actúa constantemente en contra de él, y él, en cambio, sólo de vez en cuando lo ataca con decisión. El individuo que practica este sistema no logra cambiar su metabolismo ni curar su anormalidad funcional; un médico competente podría ayudarle en mucho a lograrlo.

Será bueno repetirlo: el comportamiento de los alimentos en el organismo es un problema químico que no puede resolverse quitando de la dieta algunos alimentos de buen sabor.

Si el público incita a los médicos a prestar una seria atención al tratamiento de la obesidad, la «adiposología» pronto ocupará el rango que merece.

Los especialistas en higiene y enfermedades de los niños parecen indispensables en nuestros días, y, sin embargo, nosotros no tuvimos pediatras hasta que el público se dio cuenta de su necesidad.

Por otra parte, el público se dio cuenta, no hace trucho, de que 74 de cada mil niños que nacían, morían antes de llegar a la edad de un año (1921-1925), por culpa de las deficiencias higiénicas, y se comprendió entonces la razón de ser del médico higienista. En el año 1936, estas cifras se habían reducido a 57 por cada mil.

La higiene, el saneamiento y el control de la leche constituyeron factores importantes en este progreso, pero la dieta apropiada sola, ha tenido una tremenda influencia; sin embargo, la razón básica de la mejora se debió a que el problema de la mortalidad infantil fue reconocido como tal y se organizó una fuerte campaña contra ella. Ahora necesitamos también un ataque frontal contra las enfermedades de la vejez y las enfermedades metabólicas que afligen a los adultos.

Se debe a los pediatras gran parte de este progreso de la civilización; sus publicaciones, hospitales y actividades en general han conseguido el crecimiento y expansión constante de una ciencia muy importante. ¿Por qué, pues, no podría establecerse una especialización semejante en la medicina, para los 16 millones de gordos que tan pesadamente pagan con sus vidas, con su salud y con su felicidad por esta afección?

Sin embargo, es dudoso que algún millonario, aun obeso, se decida a fundar un instituto de «obesiología». Desearía que se presentara uno y San Pedro se lo pagaría con creces seguramente. En cambio, las compañías de seguros podrían y deberían proponerse semejante programa. Los accionistas de las compañías mutuales deberían insistir también en ello, puesto que cada uno de ellos pagó una cuenta muy onerosa por la obesidad exagerada. El porcentaje altamente anormal de fallecimientos de los individuos con peso excesivo influye mucho en las tarifas de los seguros.

Las grandes compañías industriales sacan buenos dividendos de sus departamentos de investigaciones; ¿cómo, pues, tratándose del negocio más importante de los EE. UU. (el seguro de vida), no podrían sacar extraordinarias ventajas si se ocuparan de este tremendo problema que tan directamente atañe a la vida humana?

En estos últimos tiempos yo, por ejemplo, he venido recibiendo un premio de rebaja en mi seguro de automóvil por considerárseme conductor seguro, y es indudable que este plan dará por resultado que haya muchos miles de conductores de autos que conduzcan con más cuidado. Una cosa semejante podrían hacer las compañías de seguros de vida con los lipofílicos que se decidieran a ponerse en su peso normal.

No espero que mi débil voz pueda hacerse oír, pero si un buen número de nosotros los tomara en serio e hiciéramos una campaña continuada, es probable que las compañías de seguros se pondrían en acción. Un solo instituto provisto con un buen equipo y un buen personal para el estudio de la obesidad podría transformar la nueva y desheredada ciencia de la adiposología en un campo científico floreciente.

Una palabra de despedida

Si el lector ha tenido la paciencia de leer este libro, habrá tenido la oportunidad de apreciar que la obesidad no es un enemigo tan despreciable y del que uno pueda reírse; si ha comprendido esto, nuestro propósito se ha cumplido.

Ahora, a conocer los alimentos catabólicos, recordando que no se puede hacer andar un motor a nafta con fuel-oíl. Anótese diariamente el propio peso, pues los kilos se cuelan sin que nos demos cuenta, si no los vigilamos. Trátese a los alimentos no catabólicos, pero que tienen pocas calorías, como buenos compañeros. Recuérdese, asimismo, que el alcohol y el azúcar se digieren sin gasto alguno de energía para el organismo.

Anteriormente ya hemos hecho notar que, desde el punto de vista terapéutico, las personas que se hallan en las últimas décadas de la vida son las que más pueden beneficiarse con la reducción de peso. Sin embargo, en un sentido más general, el acostumbrar al trabajo los mecanismos catabólicos de los niños en la época prepuberal, cuando se está moldeando para toda la vida el metabolismo del azúcar y de la grasa, representa un gran servicio.

En casos como éstos, tienen una gran responsabilidad los padres y el médico de la familia. ¿Por qué debe permitirse que una tendencia anormal se desarrolle y llegue a fructificar en el proceso dañino que todos conocemos?

Un chico demasiado gordo no es ni simpático ni agradable; es un chico anormal, cuya futura anormalidad física depende del buen juicio de sus mayores.

Es mucho más fácil entrenar los metabolismos del azúcar y de la grasa antes de que las modificaciones corporales de la adolescencia se hayan cumplido, que no después. Hagamos todo lo que podamos para salvar a los jovencitos de nuestro triste destino. Lo único que necesitamos es educarlos.

Al terminar, permítasenos dar las gracias a todos aquellos cuyos esfuerzos y trabajos nos dieron los conocimientos preciosos que hemos tenido el gran privilegio de emplear.

Permítasenos también deplorar que tantas otras informaciones útiles que podríamos haber añadido no pudieran ser incluidas.

Quisiera brindar ahora levantando mi copa por los 26.000 radioyentes cuyas cartas, cooperación y amistad nos proporcionaron un cuadro de humana experiencia que mucho necesitábamos para escribir este libro. Y para usted, amigo lector, va mi esperanza de que este libro le haya interesado en esta esforzada cruzada, esto es, conservarse bien y entender perfectamente los alimentos de los que no podemos prescindir.

Como dijo Shakespeare:

> *«... pues ni uno ni otro podían cuidar*
> *de lo que usted pedía, a menos*
> *de guardar una dieta perfecta...»*

(Measure for Measure, Acto II, Escena I)

Los alimentos y sus calorías

En las páginas que siguen se encontrarán los valores calóricos para una porción de 120 g. de numerosos alimentos y platos comunes.

Manera de usar las tablas de calorías catabólicas

Todos los alimentos que son decididamente catabólicos han sido señalados en las tablas con una flecha negra. Estos alimentos son verdaderamente alimentos reductores. Por ejemplo: La naranja al natural es catabólica porque requiere energía para digerir la pulpa. En cambio, aunque el jugo de naranja fresco no engorda, no es de ningún modo catabólico, puesto que no se necesita gastar energía para digerirlo.

Las sopas, aunque tienen pocas calorías, no pueden considerarse catabólicas, porque su gasto de digestión es muy pequeño.

Estúdiense las tablas y recuérdense de memoria los alimentos catabólicos. Cuanta mayor cantidad se coma de éstos, más fácil será mantener el peso normal.

En general, puede admitirse que cualquier alimento que tiene un valor calórico por debajo de 150 calorías por cada 120 g., no engorda particularmente. Cuanto más alto sea el valor calórico, mayor tendencia tendrá a hacer engordar.

Obsérvese también especialmente, de qué modo los métodos de preparación afectan al valor calórico de los alimentos; así, por ejemplo: los huevos fritos tienen un valor calórico mucho más elevado que los huevos pasados por agua, y los huevos a la crema mucho más aún.

Se encontrarán algunos pescados, especialmente mariscos, en la clase de los alimentos catabólicos. Son casi los únicos alimentos proteicos que se encuentran en esta sección y son indudablemente muy útiles, puesto que nos proporcionan proteínas esenciales sin añadir peso.

Hemos marcado la leche, la leche ácida, el suero de leche y la leche desnatada, a pesar de que no son, estrictamente hablando, catabólicos, porque son muy útiles en una dieta de reducción. Contienen valores alimentarios excelentes.

Cómprese un pequeño libro de notas y anótese en él todas las carnes y pescados de poco valor calórico que a usted le gusten. Anote también los alimentos de pocas calorías en otras divisiones, clasificándolos en frutas, postres, sopas. Esto constituirá su tabla personal de calorías, la cual se acomodará a sus gustos personales y será una guía constante para su alimentación.

Recuerde especialmente que son las salsas y los bocadillos lo que hace que un plato que no hace engordar de por sí, sea inadecuado para usted.

ALCAUCILES – 91

- con mantequilla – 171
- con salsa holandesa – 256

ACEDERAS – 10

- sopa – 15

ACEITE – 1114

ACEITE HIGADO DE BACALAO – 1114

ACEITUNAS VERDES – 360

- maduras – 301

ACELGAS crudas – 54

- con mantequilla – 128
- en lata – 48
- verdes hervidas – 25

ACHICORIA

- hojas verdes – 30

AJOS (cantidad usual) - 0

ALMEJAS – 100

ALMENDRAS – 800

- chocolate con almendras – 685
- helado de almendras – 355

ANANÁ fresco – 50

- ananá en lata – 115
- en helado – 125
- jugo – 69
- torta – 233
- con queso – 283

APIO cocido – 6

- crudo – 21
- con crema de queso – 130

ARANDANO – 86

- pastel – 493
- torta – 284
- con ½ taza de crema – 426
- salsa – 222

ARVEJAS (petit-pois)

- verdes crudas – 116
- en lata – 90
- hervidos -145
- con zanahoria – 84
- secos – 413
- en sopa simple – 93

ARROWROOT, harina – 453

ARROZ, blanco crudo – 450

- hervido – 132
- flan -195

AVELLANAS -576

AZÚCAR granulada – 480

- azúcar oscura – 420

BANANAS

- asadas – 135
- en ensalada de frutas – 100
- en helado de crema – 250
- con media taza de crema – 455

BATATAS (papa dulce)

- frescas – 108
- tostadas – 180
- hervidas – 258
- compota – 191

BARQUILLOS – 410

- con 15 g. de mantequilla – 530
- y dos cucharadas compota – 680

BEBIDAS

- sidra – 50
- Coca-Cola – 40
- leche de coco – 38
- juga de uva – 85
- limonada – 36
- jugo de lima – 36
- leche malteada en polvo – 525
- naranjada – 36
- soda – 0

BEBIDAS ALCOHÓLICAS

Licores destilados:

- Ron Bacardi – 300
- Brandy – 300
- Coñac – 300
- Ginebra – 300
- Whisky escocés – 300

De malta (cervezas)

- Blanca – 75
- Negra – 67

Vinos

- Borgoña – 84
- Champagne seco – 100
- Clarete – 75
- Oporto – 187
- Rhin – 82

- Jerez – 160
- Sauternes – 92
- Tokay – 137
- Vermouth – 200

BERENJENAS hervidas – 32

- asadas y con mantequilla – 375

BERROS – 36

BIZCOCHOS – 490

- polvo de hornear – 300
- con 15 g. de mantequilla – 420
- y dos cucharadas de jalea – 480
- o dos cucharadas de mermelada – 500

BOLLOS (diversos) – 440 a 620

BRÓCOLI hervido – 34

BUEY carne:

- hervida – 255
- a la parrilla – 260
- con salsa de crema y una tostada – 255
- consomé – 30
- en pasta cocida – 320
- con pickles – 605
- croquetas – 264
- filete Mignon -200
- a la Hamburguesa – 165
- hígado – 155
- pastel de carne – 235
- asado – 185
- lomo asado – 205
- bife a la parrilla – 175
- lengua en lata – 340
- mollejas – 200

CACAO caliente – 105

CAFÉ – 0

- Negro con 2 cucharaditas de crema y 2 terrones de azúcar – 95

CALDO – 19

CANGREJOS frescos – 134

- en lata – 93
- en pasta – 120

CAPON asado (véase Pollo)

CARDO SUIZO

- hojas y tallos – 30
- cocido – 28

CARAMELOS – 446

CARNE PICADA – 327

- Pastel – 334

CAVIAR – 360

CEBOLLA fresca – 48

- hervida – 47
- con crema – 250
- cebolla tierna – 60
- sopa – 40

CENTENO (sopa)

- a la crema – 138

CERDO

- con porotos – 165
- panceta, tostada – 680
- costeletas, parrilla – 215
- jamón ahumado parrilla – 180
- jamón ahumado asado, caliente – 205
- embutidos – 565

CEREALES

- flores de maíz – 460
- trigo pisado crudo – 460
- crema de trigo – 460
- trigo cocido – 81
- fariña – 440
- cocida – 110
- avena – 480
- cocida – 108
- arroz – 421
- trigo entero – 470

CEREZAS, frescas – 91

- en lata, rojas – 150
- en lata, blancas – 100
- en Marrasquino – 455
- torta – 282
- torta a la moda – 358
- torta con chantilly – 390

CIRUELAS, frescas – 48

- Plumcake – 400
- en lata – 126
- budín – 368

COCO, fresco – 720

- torta a la crema – 479
- agua de coco – 38
- en lata – 672

COL DE BRUSELAS frescas – 24

COLIFLOR cruda- 35

- hervida – 17
- a la crema – 75
- al gratin – 90

COLINABO – 17

COMPOTAS – 300

CORDERO magro cocido – 200

- costeleta parrilla – 162
- pierna, asada – 376
- asado, frío – 443

CREMA común – 360

- Chantilly – 360

CHIRIVÍAS frescas – 68

- hervidas – 57
- en mantequilla – 93

CHOCOLATE

- a la crema – 810
- en helado – 274
- caliente – 129
- con leche – 678
- helado – 274
- torta – 450
- budín – 262
- con soda y helados – 375
- azucarado – 760
- con dulce de avellana – 425
- pastelitos – 496

DAMASCOS frescos – 85

- damascos en lata – 123
- secos – 322
- helado de -129
- helado de crema y – 255
- torta de – 246
- torta de ciruelas y – 263
- torta simple de – 265

DÁTILES secos – 403

DIENTE DE LEÓN verde – 69

DURAZNOS frescos – 47

- en lata – 124
- secos (orejones) – 385
- en helado – 225
- torta – 245
- torta a la moda – 354
- con chantilly – 310
- con ½ taza de crema – 387

ENDIVIAS, hojas – 24

ENSALADAS VEGETALES – 30

- sopa de verduras en lata – 45

ESPÁRRAGOS -26

- en lata – 21
- a la crema – 160
- con una tostada – 225
- ensalada de – 160
- sopa de – 71

ESPINACAS frescas – 28

- cocidas – 14
- con crema – 100
- sopa (con crema) – 55

FLAN – 137

- torta de – 230

FRUTA (Ensalada) – 85

- en lata – 100
- con 2 cucharadas de chantilly – 160

FRAMBUESAS frescas – 57

- rojas – 57
- con ½ taza de crema – 397

FRESAS (frutilla etc.) fresca – 45

- con ½ taza de crema – 385
- helado de crema – 225
- torta – 248

GALLETAS

- graham (de agua) – 528
- avena – 514

GANSO asado (aprox.) – 35

- estofado – 435
- paté de hígado – 355

GELATINA, con fruta – 178

- con 2 cucharadas de chantilly – 238

GRANADOS – 115

GRASA DE CERDO – 1120

GUAYABA – 96

- jalea – 300

HELADO CREMA vainilla – 260

- con chocolate – 396
- de avellana – 419
- de fruta – 250
- de azúcar – 129

HIGOS – 95

- en pan – 415
- secos – 386
- budín – 420
- estofados – 210

HONGOS crudos – 4

- cocidos – 2
- a la crema – 75
- en tortilla – 241
- sopa, crema – 80

HUEVOS, entero – 180

- al agua – 180
- a la crema – 348
- en tostada – 414
- fritos – 265

- huevos con panceta – 380
- con jamón – 365
- tortilla – 283
- con 2 cucharadas jalea...343
- a la poché (1 cucharada mantequilla) – 225
- en tostada con mantequilla – 400

JALEAS – 300

JAMÓN, fresco – 272

- asado – 175
- hervido – 175
- con ensalada – 178

JARABES – 345

- para sundaes y helados – 270

JENGIBRE raíces – 68

- abrillantado – 432

LANGOSTA cocida – 98

- a la Newburg – 410
- en ensalada – 218

LANGOSTINAS crudos – 116

- hervidos – 116
- en lata – 162
- cóctel – 162
- en ensalada – 240

LECHE ENTERA – 85 – (No es catabólica pero debe emplearse por sus otras cualidades)

- ácida – 57
- con mantequilla – 80
- evaporada – 160
- de cabra – 112
- malteada (polvo) – 525
- con chocolate – 480
- desnatada – 47
- con tostada – 170

LECHUGA, cruda – 14

- cocida – 6

LENTEJAS, secas – 410

- lentejas cocidas – 238

LEVADURA, galletas – 112

LIMAS, frescas – 60

- helado – 129
- jugo – 35

LIMONES – 51

- helado – 129
- jugo – 45
- tarta merengada – 400

MACARRONES, crudos – 440

- al gratin – 240
- cocidos – 103
- con crema – 135

MACEDONIA de frutas – 20

MAÍZ dulce, cocido – 114

- en lata – 104
- pan – 330
- flores (explotado) con 1 cucharada grande azúcar y ½ taza crema – 850
- en flores (explotado) – 480
- con 15 g. de mantequilla – 600

MANDARINA – 57

- jugo – 49

MANGOS – 92

MANÍ – 680

MANTEQUILLA – 960

MANZANAS – 72

- asadas, con media taza crema – 412
- con mantequilla – 243
- torta de – 317
- torta a la moda – 408
- torta con queso y manzana – 388
- pudding de – 378
- salsa de – 115
- tapioca con – 138

MANZANA SILVESTRE – 93

- jalea – 280

- manzana jugo – 55

MARGARINA – 960

MELÓN – 29

- a la moda – 135

MEMBRILLO fresco – 70

- jugo – 43
- compota – 300

MERMELADA – 391

MIEL – 407

MORAS (de zarzal) – 68

- con ½ taza de crema – 408
- jugo de – 35
- compota de – 290
- tarta de – 296

MOSTAZA – 115

NABOS crudos – 40

- cocidos – 27

NARANJAS – 60

- helado – 125
- jugo – 45

NECTARINAS – 84

NUECES – 874

NUECES de Brasil o de Pará – 860

OSTRAS crudas – 57

- cóctel – 83
- sopa de crema – 45
- fritas – 237

PAN de harina de 2° – 280

- entero – 330
- gluten – 180
- de Graham – 298
- budín – 270
- centeno – 312
- tostado – 432
- blanco – 320

- pan integral – 298
- con huevo – 317

PANCETA (tocino) – 600

PANECILLOS (térm. medio) – 368

- francés – 345
- de Viena (y medias lunas) – 348

PANQUEQUES – 222

- con 15 g. de mantequilla – 342

PAPAS

- blancas – 140
- hervidas – 113
- con 15 g. de mantequilla – 233
- fritas secas – 700
- con crema – 146
- al gratin (queso) – 216
- en puré – 134
- en ensalada – 235
- sopa – 99

PASTAS crudas – 440

- sopa – 37

PAPAYA fresca – 58

PASTELITOS – 500

PATO asado – 208

- asado, frío – 200
- estofado – 348

PAVO

- pechuga asada – 175
- carne negra asada – 205
- asada, estofada – 500

PEPINOS – 20

- cocidos – 4
- al gratin – 74
- con cebolla – 38

PERAS frescas – 48

- en lata – 100
- oregones – 360

PERDIZ a la parrilla – 170

PEREJIL fresco – 0

PESCADOS

- anchoas saladas – 200
- bacalao fresco – 105
- halibut ahumado – 260
- arenque salado – 195
- salmón hervido – 140
- en lata – 240
- sardina en aceite – 385
- en salsa tomate – 151
- pez espada – 180
- atún fresco – 258
- atún en aceite – 355
- merluza hervida – 175
- pejerrey hervido – 150
- corvina – 185

PICKLES – 12

- dulces – 180
- agrios – 5

PIMIENTOS verdes dulces – 23

- rojos frescos – 55
- secos – 480
- estofado con arroz y tomate – 57

POLLO

- a la parrilla – 156
- carne blanca – 167
- en lata – 255
- a la crema – 261
- croquetas – 366
- fricassé – 228
- pastel – 408
- asado – 210
- pechuga – 160
- relleno – 350
- ensalada – 250
- sopa – 45
- estofado – 565
- con tallarines – 70

POMELO – 57

- jugo – 50

POROTOS

- fritos – 150

- porotos con panceta – 160
- desgranados tiernos – 115
- con mantequilla – 185
- desgranados en lata – 27
- rojos, en lata – 122
- amarillos, hervidos – 160
- en sopa – 120
- chauchas crudas – 32
- en lata – 23

PUERROS cocidos – 30

QUESOS

- Americano – 460
- Camembert – 398
- fresco – 141
- Cheddar – 530
- de crema (inglés) – 660
- Edam – 520
- Gorgonzola – 520
- Liederkranz – 360
- Limburg – 360
- Munster – 400
- Neufchâtel – 400
- Roquefort – 440
- Suizo – 480

RABANOS – 26

RANA (Patas) – 75

REPOLLO crudo – 28

- chino crudo – 21
- cocido – 19
- con 120 g. de pasta de carne (corned beef) – 340
- rojo – 38
- agrio (chucrut) – 31

RUIBARBO crudo – 27

- torta – 235
- estofado dulce – 102

SANDÍA – 35

SÁNDWICHES

- queso – 310
- queso y panceta – 367
- queso con tomate – 327
- queso crema – 395
- con jalea – 425
- con aceitunas – 325
- con aceitunas y nueces – 535

- sándwich con pimiento morrón – 295
- suizo – 337
- queso Bologna – 250
- de pollo – 252
- jamón diablo – 320
- con huevo – 330
- jamón tostado – 249
- ensalada langosta – 285
- salame – 250
- salmón – 305
- sardina – 385
- lengua – 250
- atún – 328
- pavo – 310

SALSA TÁRTARA – 770

SALSAS para condimentar

- salsa francesa – 654
- miel (50 g.) y limón (70 g.) – 198
- mayonesa – 975
- salsa rusa – 633

SALCHICHAS

- bolonia – 288
- casera – 585
- frankfurt – 310
- de hígado – 350
- de cerdo – 565
- salame – 233

SALSIFÍ cocido – 54

SOJA tierna – 99

SOPAS

- claras, caldo o consomé – 15
- con crema -80

SPAGHETTI, cocidos – 63

- en salsa tomate -73
- y queso – 113
- y carne – 138

TAPIOCA...435

- budín – 180

TÉ con limón – 0

- té con 1 cucharada de azúcar – 25
- con 3 cucharadas de crema – 95

TERNERA

- costeleta parrilla – 180
- pierna asada – 151

TOMATES frescos – 26

- ensalada de tomate y lechuga – 26
- con mayonesa – 146
- en lata – 26
- jugo en lata – 25
- sopa con crema – 87

TORTAS

- cabello de ángel – 298
- chocolate – 410
- de coco – 397
- de café – 406
- de fruta – 480
- de nuez – 475
- de dulce de leche – 435
- alfajores – 250

UVA fresca – 66

- pasa – 348
- pasta – 336
- jalea – 292
- jugo – 49

UVAS pasa – 410

- en torta – 333

ZANAHORIA cruda – 53

- hervida – 36
- hojas – 52
- y arvejas hervidas – 89
- y con pasas de uva – 222

ZAPALLO (o calabaza) – 54

- en lata – 59
- zapallito hervido – 18

Estimado Lector

Nos interesan mucho sus comentarios y opiniones sobre esta obra.

Por favor ayúdenos comentando sobre este libro. Puede hacerlo dejando una reseña en la tienda donde lo ha adquirido.

Puede también escribirnos por correo electrónico a la dirección: info@editorialimagen.com

Si desea más libros como éste puede visitar el sitio de **Editorialimagen.com** para ver los nuevos títulos disponibles y aprovechar los descuentos y precios especiales que publicamos cada semana.

Allí mismo puede contactarnos directamente si tiene dudas, preguntas o cualquier sugerencia.

¡Esperamos saber de usted!

Más Libros de Interés

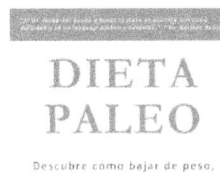

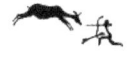

Dieta Paleo – Descubre cómo bajar de peso, alcanzar salud y bienestar óptimo para siempre

Contiene un plan de acción personalizado, con ejemplos de dietas Paleo proporcionadas por profesionales y varias recetas fáciles y sabrosas para practicar este saludable modo de vida.

Al finalizar encontrará un libro que puede descargar directamente a su equipo, el cual contiene más de 50 recetas caseras que se adaptan a esta dieta.

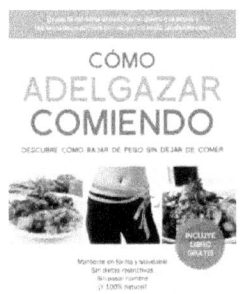

Cómo Adelgazar Comiendo – Descubre cómo perder peso sin dejar de comer

Descubre los secretos detrás de la forma real y efectiva para perder peso.

En este libro encontrarás varias estrategias que te ayudarán a deshacerte de esos kilos de más, para siempre, y sin pasar ni un solo día de hambre.

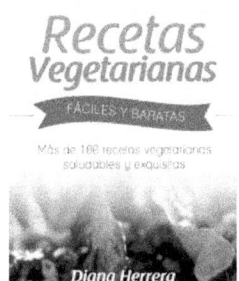

Recetas Vegetarianas Fáciles y Baratas – Más de 100 recetas vegetarianas saludables y exquisitas para toda ocasión.

Un recetario que contiene una selección de recetas vegetarianas saludables y fáciles de preparar en poco tiempo.

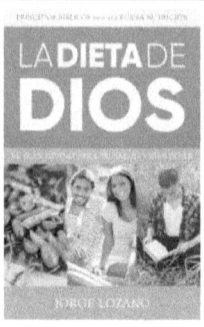

La Dieta de Dios – El plan divino para tu salud y bienestar

Rompamos la miserable barrera nutricional y empecemos a disfrutar de la buena salud y el bienestar que Dios quiere que tengamos.

Principios bíblicos para una buena nutrición y fundamentos para edificar un cuerpo fuerte y sano para disfrutar de la vida.

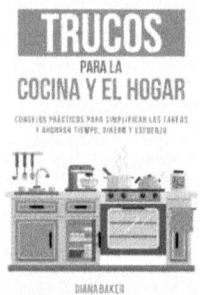

Trucos para la Cocina y el Hogar – Consejos prácticos para simplificar las tareas y ahorrar tiempo, dinero y esfuerzo.

Más de 650 trucos o pequeñas ayudas pero con largo alcance. Consejos referentes a los alimentos, limpieza, jardín, el coche y mascotas.

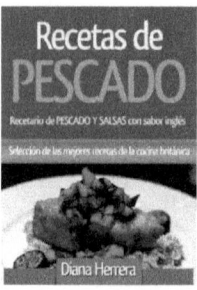

Recetas de Pescado y Salsas con sabor inglés

Recetas populares y a la vez muy fáciles, de la cocina británica.

El recetario presenta diferentes maneras de cocinar el pescado, como así también tartas de pescado y salsas para acompañar el pescado.

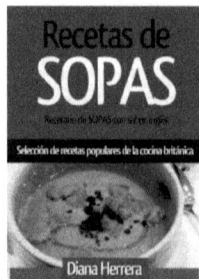

Recetas de Sopas con sabor inglés

La sopa es un plato saturado de proteínas y nutrientes, es muy fácil de elaborar y además, apetece a cualquier hora del día.

En la dieta inglesa la sopa es muy importante. Este recetario ofrece una variedad de recetas populares y deliciosas de la cocina británica.

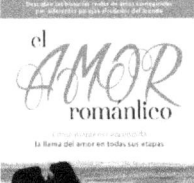

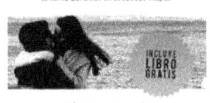

Alicia García

El amor romántico – Cómo Mantener Encendida la Llama del Amor en Todas sus Etapas.

¿Qué podemos hacer para mantener vivo el romance? Con tantos matrimonios que terminan en divorcio, ¿cómo logramos ser diferentes? ¿Cómo tenemos una relación satisfactoria que dure toda la vida.

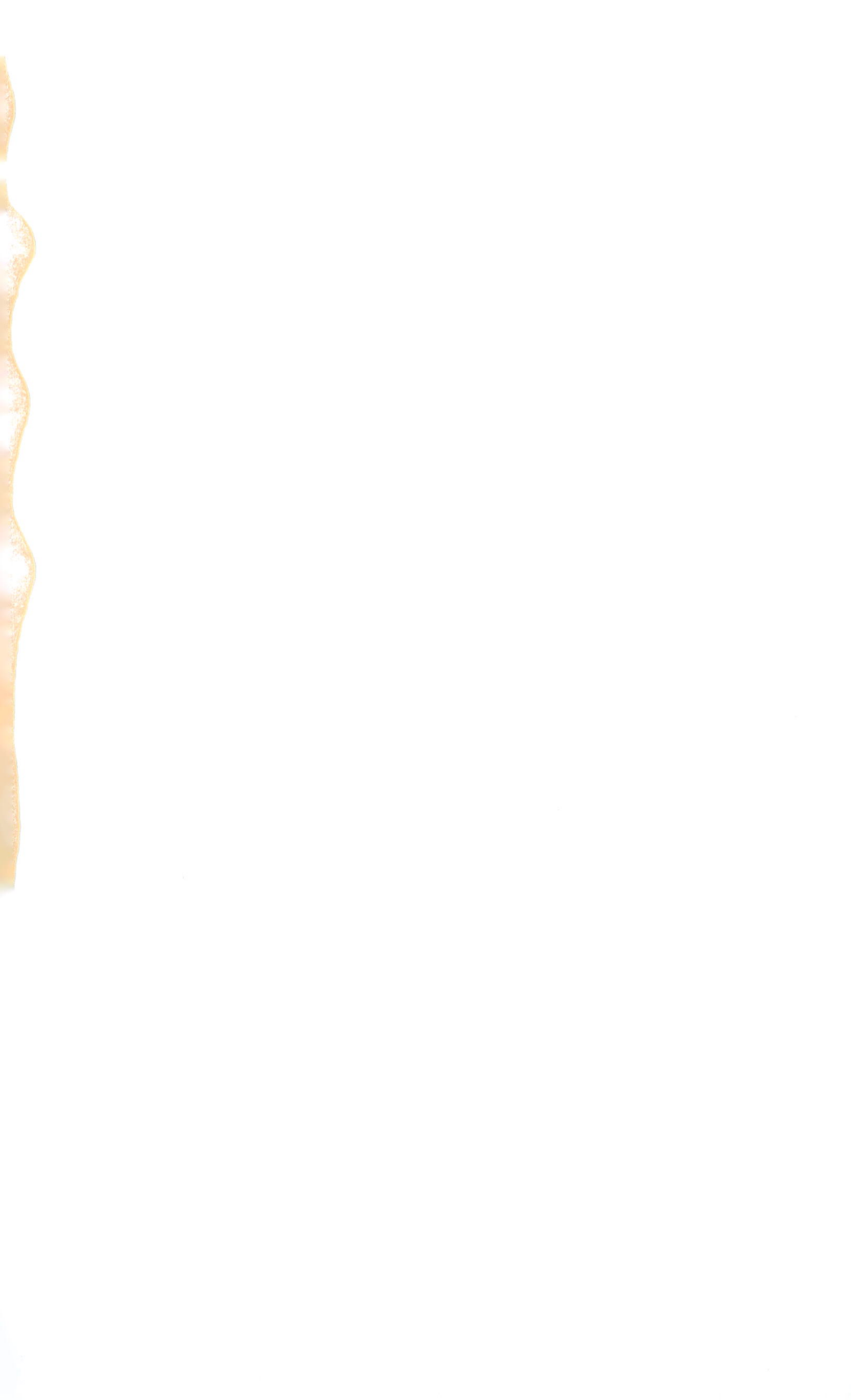

www.ingramcontent.com/pod-product-compliance
Lightning Source LLC
Chambersburg PA
CBHW061508180526
45171CB00001B/90